醫道傳承叢書

干祖望　名譽總主編
王心遠　總主編

第四輯
醫道溯源

五行大義

【隋】蕭吉　撰
馬新平　姜燕　點校

學苑出版社

圖書在版編目 (CIP) 數據

五行大義/(隋)蕭吉撰；馬新平，姜燕點校．—北京：學苑出版社，2013.12（2018.8 重印）
ISBN 978-7-5077-4405-7

Ⅰ．①五…　Ⅱ．①蕭…②馬…③姜…　Ⅲ．①陰陽五行說-中國-隋代　Ⅳ．①B992.1

中國版本圖書館 CIP 數據核字（2013）第 254637 號

責任編輯：付國英
出版發行：學苑出版社
社　　址：北京市豐臺區南方莊 2 號院 1 號樓
郵政編碼：100079
网　　址：www.book001.com
電子信箱：xueyuanpress@163.com
銷售電話：010-67601101（銷售部）、67603091（總編室）
經　　銷：新華書店
印 刷 廠：保定市彩虹藝雅印刷有限公司
开本尺寸：787×1092　1/16
印　　張：19.75
字　　數：104 千字
印　　數：8001—10000 册
版　　次：2014 年 1 月第 1 版
印　　次：2018 年 8 月第 4 次印刷
定　　價：79.00 圓

醫道傳承叢書

《醫道傳承叢書》序

醫之道奚起乎？造物以正氣生人，而不能無夭劄疫癘之患，故復假諸物性之相輔相制者，以爲補救；而寄權於醫，夭可使壽，弱可使強，病可使痊，困可使起，醫實代天生人，參其功而平其憾者也。

夫醫教者，源自伏羲，流於神農，注於黃帝，行於萬世，合於無窮，本乎大道，法乎自然之理。孔安國序《書》曰：伏羲、神農、黃帝之書，謂之三墳，言大道也。前聖有作，後必有繼而述之者，則其教乃得著於世矣。惟張仲景先師，上承農、軒之理，又廣《湯液》爲《傷寒卒病論》十數卷，然後醫方大備，率皆倡明正學，以垂醫統。茲先聖後聖，若合符節。仲師，醫中之聖人也。理不本於《內經》，法未熟乎仲景，縱有偶中，亦非不易矩矱。儒者不能捨至聖之書而求道，醫者豈能外仲師之書以治療。間色亂正，靡音忘倦。醫書充棟汗牛，可以博覽之，以廣見識，知其所長，擇而從之。醫，大道也！農皇肇起，軒岐繼作，醫聖垂範，薪火不絕。懷志悲憫，不揣鄙陋，集爲是編，百衲成文，聖賢遺訓，吾志在焉！凡人知見，終不能免，途窮思返，斬絶意識，直截皈禪，通身汗下，險矣！險矣！尚敢言哉？

《醫道傳承叢書》編委會

《醫道傳承叢書》前言

《醫道傳承叢書》是學習中醫的教程。中醫學有自身的醫學道統、醫宗心要，數千年授受不絶，有一定的學習方法和次第。初學者若無良師指點，則如盲人摸象，學海無舟。編者遵師所教，總結數代老師心傳，根據前輩提煉出的必讀書目，請教中醫文獻老前輩，選擇最佳版本，聘請專人精心校讎，依學習步驟，次第成輯。叢書以學習傳統中醫的啟蒙讀本爲開端，繼之以必學經典、各家臨證要籍，最終歸於《易經》，引導讀者進入『醫易大道』的高深境界。

叢書編校過程中，得到中醫界老前輩的全面指導。長期以來，編者通過各種方式求教於他們，師徒授受、臨證帶教、授課講座、耳提面命、電話指導。他們對本叢書的編輯、刊印給予了悉心指導，提出了寶貴的修改意見。三十餘位老先生一致認同：『成爲真正的、確有資格的中醫，一定要學好中國傳統文化！首先做人，再言學醫。應以啟蒙讀本如脈訣、藥性、湯頭爲開端，基本功要紮實；經典是根基，繼之以必學的中醫四大經典；各家臨證要籍、醫案等開拓眼界，充實、完善自己師承的醫學理論體系。趁著年輕，基礎醫書、經典醫書背熟了，終生受益！』『始終不可脫離臨床，早臨證、多臨證、勤臨證、反復臨證，不斷總結。中醫的生命力在臨床。』幾位老中醫強調：行有餘力，可深入研讀《易經》、《道德經》等。

百歲高齡的國醫大師干祖望老師談到：要成爲合格的中醫接班人，需具備『三萬』：『讀萬卷書，行萬里路，肉萬人骨。』並且諄諄告誡中醫學子：『首先必讀陳修園的《醫學三字經》。這本一定要讀！一定讀，非讀不可！對！熟記這一本，基礎紮實了，再讀《內經》、《本草》、《傷寒》，可以重點做讀書筆記。經典讀熟了，要讀「溫病」的書，我臨床上使用「溫病」的方子療效更好。』作爲《醫道傳承叢書》名譽總主編，他的理念思路代表了老一代的傳統學醫路徑。

國醫大師鄧鐵濤老先生强調了中醫的繼承就是對中華優秀傳統文化的繼承，中醫學是根植于中華文化、不同於西方現代醫學，臨床上確有療效，獨立自成體系的醫學。仁心仁術，溫故知新，繼承不離本，創新不離宗。

老先生們指出：『夫生者，天地之大德也；醫者，贊天地之生者也。』（《類經圖翼·序》）中醫生生之道的本質就是循生生之理，用生生之術，助生生之氣，達生生之境。還指出：中醫學術博大精深，是爲民造福的寶庫。學好中醫一要有悟性，二要有仁心，三要具備傳統文化的功底。只有深入中醫經典，用中醫自身理論指導臨床，才會有好的中醫療效。只有牢固立足中醫傳統，按照中醫學術自身規律發展，中醫才會有蓬勃的生命力。否則，就會名存實亡。

在此，叢書編委會全體成員向諸位老前輩表示誠摯的謝意。

本叢書在編輯、聘請顧問過程中得到北京中醫藥大學圖書館古籍室邱浩老師鼎力支持、大力協助，在此特致鳴謝！感謝書法家羅衛國先生爲本叢書題簽（先生系國學大師羅振玉曾孫，愛新覺羅·溥儀外孫，大連市文化促進會副會長，大連墨緣堂文化藝術中心負責人）。

古人廣藏書、精校書是爲了苦讀書、得真道。讀醫書的最終目的，在於領悟古人醫學神韻，將之施用於臨床，提高療效，造福蒼生。人命關天，醫書尤其要求文字準確。本套叢書選擇善本精校，豎版、繁體字排印，力求獻給讀者原典範本，圍繞臨證實踐，展示傳統中醫學教程的原貌，以求次第引導學習者迅速趣入中醫學正途。學習中醫者手此一編，必能登堂入室，一探玄奥；已通醫術的朋友，亦可置諸案頭，温故知新，自然終生受益。限於條件，内容有待逐漸豐富，疏漏之処，歡迎大家批評指正。

學習方法和各輯簡介

良師益友，多方請益。勤求古訓，博采衆方。慎思明辨，取法乎上。學而時習，學以致用。大慈惻隱，濟世救人。（道生堂學規）。

古人學醫的基本形式爲半日侍診，半日讀書。行醫後還要堅持白天臨証，晚間讀書，終生學習。《朱子讀書法》說：『於中撮其樞要，厘爲六條：

曰循序漸進，曰熟讀精思，曰虛心涵泳，曰切己體察，曰著緊用力，曰居敬持志。……大抵觀書，先須熟讀，使其言皆若出於吾之口。繼以精思，使其意皆若出於吾之心。然後可以有得爾。』讀書先要誦讀，最好大聲地念，抑揚頓挫地念，能夠吟誦更好。做到眼到、口到、心到，和古人進入心息相通的境界，方可謂讀書入門。叢書大部分採用白文本，不帶註釋，更有利於初學者誦讀原文；特別是四大經典，初學者不宜先看註釋，以防先入爲主。書讀百遍，其義自見。在成誦甚至背熟後，文意不明，才可參看各家註釋，或請教師長。

在讀書教程方面，一般分三個學習階段，即基礎課程、經典課程、臨證各家。

第一輯：醫道門徑

本輯對應基礎課程，初學者若不從基礎入手，則難明古經奥旨。

《醫學三字經》是清代以來公認的醫學正統入門書，其内容深入淺出，純正精粹。

《瀕湖脈學》是傳統脈訣代表，脈學心法完備、扼要。

《藥性賦·藥性歌括》，其中《藥性賦》是傳統本草概説，兼取《藥性歌括》，更適於臨證應用。

《醫方集解》之外，又補充了《長沙方歌括》、《金匱方歌括》、《時方歌括》，歌訣便於背誦記憶。經方法度森嚴，劑量及煎服法都很重要！包含了經方劑量、煎服法的歌括，初學者要注意掌握。

第二輯：醫道準繩

本輯對應經典課程。《黄帝内經》（包括《素問》、《靈樞》）、《神農本草經》、《傷寒論》、《金匱要略》、《難經》，爲中醫必學經典，乃醫道之根本、萬古不易之準繩。

醫道淵深，玄遠難明，故本輯特編附翼：《太素》《甲乙經》《難經集注》《脈經》等，詳爲校注，供進一步研習中醫四大經典之用。

第三輯：醫道圓機

本輯首選清代葉、薛、吴、王溫病四大家著作，以爲圓機活法之代表，尤切當今實用。歷代各家著作，日後將擇期陸續刊印。明末清初大醫尊經崇原，遂有清代溫病學説興起。各家學説、臨證各科均爲經典的靈活運用，在學習了經典之後，才能融會貫通，悟出圓機活法。

第四輯：醫道溯源

本輯對應醫道根源、醫家修身課程。

《易經》乃中華文化之淵藪，『醫易相通，理無二致，可以醫而不知易乎？』（《類經附翼》）

《黄帝内經》夙尚『恬淡虛無，真氣從之；精神内守，病安從來』之旨；《道德經》一本『道法自然』、『清靜爲天下正』之宗，宗旨一貫，爲學醫者修身之書。

《漢書·五行志》：『《易》曰：「天垂象，見吉凶，聖人象之；河出圖，雒出書，聖人則之。」劉歆以爲虙羲氏繼天而王，受《河圖》，則而畫之，八卦是也；禹治洪水，賜《雒書》，法而陳之，《洪範》是也。』《尚書·洪範》爲『五行』理論之源頭。

隋代蕭吉《五行大義》集隋以前『五行』理論之大成，是研究『五行』理論必讀之書。

繁體字的意義

傳承醫道的中醫原典，採用繁體字則接近古貌，故更爲準確。

以《黄帝内經·靈樞·九針十二原》爲例：

繁體字版：『知機之道者，不可掛以髮；不知機道，叩之不發。』

簡體字版：『知机之道者，不可挂以发；不知机道，叩之不发。』

《靈樞經》在這裏談到用針守機之重要。邪正之氣各有盛衰之時，其來不可迎，其往不可及。宜補宜瀉，須靜守空中之微，待其良機。當刺之時，如發弩機之速，不可差之毫髮，於邪正往來之際而補瀉之；稍差毫髮則其機頓失。粗工不知機道，敲經按穴，發針失時，補瀉失宜，則血氣盡傷而邪氣不除。簡體字把『髮』、『發』統寫爲『发』字，給理解經文造成了障礙。

繁體字版：『方刺之時，必在懸陽，及與兩衛，神屬勿去，知病存亾。』

簡體字版：『方刺之时，必在悬阳，及与两卫，神属勿去，知病存亡。』

『衛』，《甲乙經·卷五第四》《太素·卷二十一》均作『衡』。『陽』『衡』『亾』皆在段玉裁《六書音韻表》古韻第十部陽韻；作『衛』則於韻不協。『衡』作『眉毛』解，《靈樞·论勇第五十》曰：『勇士者，目深以固，長衡直揚。』『兩衡』即『兩眉』，經文的意思是：『准備針刺之時，一定要仔細觀察患者的鼻子與眉毛附近的神彩；全神貫注不離開，由此可以知道疾病的傳變、愈否。」於醫理爲通；「衡」又作「眉上」解，《戰國策·中山策》鮑彪注：「衡，眉上。」「兩衡」指「兩眉之上」，於醫理亦通。作「兩衡」則於上下文句醫理難明。故「衡」乃「衡」形近鈔誤之字，若刊印爲簡化字「卫」，則難以知曉其當初爲「衡」形近致誤。

《醫道傳承叢書》編委會　壬辰正月

點校說明

一、本書内容及歷史地位

《五行大義》五卷，由隋代蕭吉所撰寫。書中内容，都關乎陰陽五行之事。卷一主要對五行、干支進行釋名，並説明五行的形質與功用，同時對『數』進行廣論，包括《易》之大衍之數、五行及生成數、支干數、納音數和九宫數。卷二論述五行相生、生死所及四時休王和五行配支干、五行相雜、五行之德、五行之合、五行之扶抑、五行之相尅、相刑、相害和衝破。卷三講五行配五色、五音、五味、五藏六府及五常與五事。卷四講五行與律吕、七政、八卦八風、情性及治政。第五卷講諸神、五帝、諸官、諸人及禽蟲配五行。

蕭吉以博學多才著稱，尤其善長陰陽算術。所著《五行大義》是蕭吉在廣泛研究和考訂各類陰陽著述的基礎上融匯貫通形成的一部代表作品。其內容推理周密，引征廣博，在陰陽術數領域內，屬於造詣很深的著作。正如李約瑟（Joseph Needham）在《中國科學技術史》中指出：關於五行的最重要的中古時代的書籍，是594年蕭吉所寫的獻給隋朝皇帝的《五行大義》。這本書討論的科學問題比後來的任何著作都更多，而討論的算命都更少。（《中國科學技術史》第二卷《科學思想史》，科學出版社、上海古籍出版社，1990年，第275頁。）李約瑟視此書爲『關於五行的最重要的中古時代的書籍』，實爲不刊之論。該書是不是594年獻給隋朝皇帝的書，有待進一步考證，但它是隋以前傳統五行理論的集大成者，也是研究中國整部五行思想發展歷程的必讀之書，這一點是確鑿無疑的。

陰陽五行思想，是傳統中醫的理論基礎。《五行大義》作爲陰陽五行理論的集大成者，學習和研究此書，對深入理解中醫基礎理論有著非常深遠的意義。『⚋、⚊是對宇宙生命的功能、屬性、關係所作的歸納和分類，表示宇宙生命的一體兩儀，既是對不同事物的歸類，又是對同一事物不同方面的歸類，體現了一分爲二的宇宙生命發生論、結構論、功能論觀點。』中醫基礎理論就是用『陰陽』之間的關係說明生理及病理變化的。陰陽的對立制約維持著人體的物質及功能的動態平衡，即『陰平陽秘』，如果陰陽的對立制約關係受到破壞，不能維持相對平衡，即出現『陰陽失調』的病變，『陰陽離決，精氣乃絶』。陰陽之間又是互爲條件、互相轉化的，它們各自以對方的存在爲前提，即『獨陽不生，孤陰不長』，『無陰則陽無以生，無陽則陰無以化』，反映在生理上，就是機體中的物質與物質、功能與功能、物質與功能之間的消長，是維持相對平衡的消長。如果這種平衡狀態失衡，即出現陰陽偏盛、偏衰的病理變化。陰陽屬性相對而劃分，但二者之間又可以互相轉化，反映在古代中醫理論中，陰陽的轉化可以用來解釋某些病因，如『冬傷於寒，春必溫病。春傷于風，夏生飧泄；夏傷於暑，秋必痎瘧；秋傷於濕，冬生咳嗽。』寒濕之氣屬陰，溫病、咳嗽之證屬陽；風暑之氣屬陽，飧泄、痎瘧之證屬陰。傷於陰反病陽，傷於陽反病陰，這是陰陽轉化思想的具體體現。陰陽學說是傳統中醫學全部學術思想的理論基礎之一，是理解祖國醫學理論體系的一把鑰匙，也是研究古代醫學必通的門徑。

五行學說更是一種具有東方色彩的樸素系統論的原始理論。『它是中國先哲用以描述宇宙生命屬性規律的一組符號系統。五行分別是五種物質—能量—資訊的符號，「五行」之間的各種關係（生、勝、乘、侮）反映了宇宙生命各種物質、結構、能量之間的相互關係、運動和變化。』古代醫學家把哲學中的五行學説應用於醫學領域，在大量臨床經驗的基礎上，五行學説推動了中醫理論的形成和發展，最終形成了祖國醫學特有的理論體系。在這種理論體系的指導下，促使人們從系統結構觀點觀察人體，在比較和辯證中認識人體的局部與局部、局部與整體之間的有機聯繫，以及人體與生活環境的統一。整體觀念是中醫學的一個基本特點，五行學説的應用，加強了中醫學關於人體是一個統一整體的論證。中醫學所採用的整體系統方法，在五行學説的幫助下也得到進一步强化和系統化。五行系統除了分類作用之外，更重要的是它們之間相生相剋及勝復機制在傳統中醫學上反映了病因、病機、病理及診斷治療等各個方面的關係。在此基礎上形成了系統而嚴密的醫學思想基礎。傳統中醫也用『五行』作爲解釋人體五臟六腑的功能結構、病理變化以及診斷治療的根本大法，對於我們理解醫學思想也有著十分重要的意義。

本書文風醇厚古樸，書中所援引的材料非常豐富，有些引文往往來自於佚亡之書，今已不可得見者，借《五行大義》而存其一二。據中村璋八編訂《五行大義》引用文獻一覽，（注：《五行大義的基礎性研究》第一章，41～54頁。明德出版社，1976年。）所引文獻30類，173種。據《五行大義序》稱，爲著此書，蕭吉『博采經緯，搜窮簡牒』，下了極大的功夫。在這些被徵引的書目中，有目存文佚的古籍，大量的則是不見於今本的佚文和異文，以及各種緯書的零散文句，雖大多已收入清朝學者的輯佚類著作中，但還有不少爲《五行大義》所獨有。一些學者利用《五行大義》來校訂文獻，如孫詒讓引《五行大義》校勘《文子》。當然，《五行大義》的創作本旨不是輯佚，因此，雖然它對於某些殘缺古文獻的校勘具有特别重要的意義，但我們對其價值進行認定的基礎，仍然不能認爲主要是文獻學的，而應該是思想史的。蕭吉的廣征博引、包羅萬象，爲後人清理出了一條追尋隋以前中國五行思想發展歷史的清晰脈絡。在這個意義上，蕭吉稱得上是中國古代（特别是中古）五行思想的一位傑出的總結者。

二、蕭吉生平

蕭吉，字文休，本籍南蘭陵（今江蘇常州武進）。本傳見於《北史》卷八九《藝術》上、《隋書》卷七八《藝術》和《通志》卷一八三《藝術》三。傳稱蕭吉出身齊梁宗室，曾祖父蕭順之是南齊太祖蕭道成（479～482在位）的族弟，祖父蕭懿是蕭順之長子、梁武帝蕭衍之兄，字元達，南齊著名將領，是朝廷重臣。據江蘇丹陽《開沙蕭氏族譜》，蕭順之是西漢丞相蕭何的第二十五世孫，則蕭吉當爲蕭何的第二十八世孫。（注：《開沙蕭氏族譜》卷十四《古譜存疑錄》，近支世系圖。宣統二年（1910）第四次重修。）蕭吉的生年無確切記載，估計生於梁武帝（502～549在位）中期，公元520年～530年左右。據《北史》本傳：『江陵覆亡，歸於魏，爲儀同。』梁都江陵陷落於北朝西魏恭帝二年（555），『儀同』是『儀同三司』的略稱，蕭吉是梁武帝齊梁房的嫡系，在梁朝時已有相當高的政治地位。『儀同三司』位居從一品，是很高的榮譽銜。又云：『周宣帝時，吉以朝政日亂，上書切諫，帝不納。』北周宣帝是一個極端荒唐的昏君，當然不會接受『勝國舊臣』蕭吉的勸諫。周宣帝在位兩年，一病嗚呼，年僅22歲；其子宇文闡即位，是爲周靜帝（579～581在位）。靜帝是一個7歲的娃娃，軍政大權完全掌握在外戚楊堅手中。僅僅兩年，楊堅就取宇文氏而代之，推翻北周，建立了楊氏隋朝，蕭吉從此又成了隋朝的文臣。《北史》本傳：『及隋受禪，進上儀同，以本官太常，考定古今陰陽書。』『上儀同』，即『上儀同三司』。隋朝的『儀同』級别低於北朝，爲正五品，『上儀同』爲從四品。（注：《文獻通考》卷六六，職官二十。）『本官太常』，爲蕭吉擔任的實官，職掌陵廟、群祀、禮樂、儀制、天文、術數、衣冠等禮儀事務，所以，蕭吉在太常任内考定『古今陰陽書』，屬於本職正辦。『考定』的成果，則與我們現在看到的這部《五行大義》的内容有直接關聯。隋文帝『好征祥之説』，蕭吉上文帝書，投其所好，大談符命征祥，顯然是蕭吉『考定古今陰陽書』所獲心得的一部分。

時間估計在公元606年前後，蕭吉在『本官太常』任上去世，享年約75歲。在他死後，皇帝對他又有所表彰。在今本《五行大義》的自序中，記録了他的最後官銜爲『上儀同三司城陽郡開國公』，按官品爲從一品，（注：

《文獻通考》卷六六職官二十。）這顯然是屬於『哀榮』的追封，而非實授。

蕭吉的一生，身經四朝十五帝，有罕見的豐富閱歷。青年時昂首爲梁宗室子弟；中年易幟入仕北朝，鋒芒不減；老年時卻偃首低眉成了隋帝的忠臣與弄臣，與聞密謀，充當鼓手。在蕭吉本傳中，著錄了蕭吉八部『並行於世』的著作，它們是：《金海》三十卷，《相經要錄》一卷，《宅經》八卷，《葬經》六卷，《樂譜》十二卷，《帝王養生方》二卷，《相手板要決》一卷，《太一立成》一卷。這八部著作都已亡佚。蕭吉最重要的著作當然就是《五行大義》。

三、版本源流

《五行大義》在《隋書·經籍志》和《文獻通考》中並未著錄，《舊唐書·經籍志》、《新唐書·藝文志》中記錄爲《五行記》，《宋史·藝文志》正式稱爲《五行大義》，作者爲蕭古，『古』當爲『吉』之訛誤。元代中期馬端臨編著《文獻通考》卻未提到《五行大義》，説明原書已經在983年以後散佚。《宋志》的著録是中國正史中對該書的最後一次著録。在這之後，《五行大義》就從中國藏書家的藏書目録上消失了。

清嘉慶九年（1804），德清許宗彦根據日本林述齋《佚存叢書》所收之《五行大義》翻刻回來。

（二）日本版本

日本國内最早提到《五行大義》的文獻，是成書於公元797年（延曆十六年，唐德宗貞元十三年）的《續日本紀》。該書卷二十『天平寶字元年十一月』條（757）記載孝謙（稱德）天皇主持制定《諸國博士醫師任用法》，提到講經、傳、醫、針、天文、曆算諸生，其中天文類有講《周易》、《新撰陰陽書》、《黄帝金匱》、《五行大義》諸書。孝謙天皇749年～757年在位，757年所頒法令中出現《五行大義》，説明《五行大義》傳入日本的時期，當在757年之前。而唐高宗顯慶元年（656）魏征編撰《隋志》時《五行大義》尚未出現，所以該書，應是656年以後出使中國的日本遣唐使及其隨行的留學生或學問僧帶到日本國的。757年是日本天平寶字元年，這個《五行大義》顯然是日本最早的一個版本。也可能是最接近蕭吉未刊原稿的一個本子。

據中村璋八《五行大義的基礎性研究》（第二章，155～163頁。明德出版社，1976年）的追蹤研究，天平本在流傳過程中派生了一系列抄本。其中最重要的有以下四個本子：第一，元弘相傳本五卷（略稱『元弘本』）爲五帖折本；第二，天文抄本五卷（略稱『天文本』）爲袋裝五冊，句讀本；第三，高野山舊三寶院本（略稱『高野本』），僅存第五卷；第四，舊寶玲文庫本（略稱『寶玲本』），僅存第五卷後半部分。中村璋八對以上各抄本的源流、特點，有非常詳細的研究。（主要有《五行大義》，明德出版社，1973年，中國古典新書之一；《五行大義的基礎性研究》，明德出版社，1976年；《五行大義校注》，汲古書院，1983年；《五行大義全釋》上卷，明治書院，1986年；《五行大義》，明治書院，1998年，新編漢文選之七，以及論文多種。）

日本《五行大義》的活字刻本有元祿刊本（略稱『元祿本』）和《佚存叢書》本（略稱『佚存本』）兩種。元祿本是一色（前田）時棟於元祿十二年（1699）校勘出版，共五卷，斷句本，美濃版。

元祿本出版100年後，德川幕府時代朱子學派著名代表人物林述齋於寬政十一年（1799）將《五行大義》收入《佚存叢書》第一帙，是爲佚存本。

日本的《五行大義》在傳播過程中共産生的諸多版本中，最接近蕭吉所著、因而版本價值最高的天平本已經失傳。對中國文化界影響最大的，是屬於元弘本系統的佚存本。根據當時德川幕府的命令，《佚存叢書》被專程送到中國。

中國現存的幾種《五行大義》版本，就是根據佚存本發展而來的。

（二）中國版本

清嘉慶九年（1804），德清許宗彦根據佚存本翻刻《五行大義》五卷（范氏古歡堂），這是自《宋志》著録《五行大義》以來中國人第一次正式印行此書。嘉慶本以佚存本爲底本，版式也與佚存本大致相同。

嘉慶十二年（1807），阮元編選《宛委别藏》進呈。原稿共174種，總目中有：『《五行大義》五卷，隋蕭吉撰，日本《佚存叢書》本』。據阮元爲

《宛委別藏》各書所撰之提要，稱：『是編日本人用活字板擺印。前有自序，稱「博采經緯，搜窮簡牒，略談大義，凡二十四段。別而分之，合四十段。二十四者，節數之氣；總四十者，五行之成數」云云。……今觀其書，文義質樸，徵引讖諱諸籍，有條不紊。且多佚亡之秘笈，尤非隋唐以後所能僞爲也。』1988年，江蘇古籍出版社按原目錄影印《宛委別藏》120冊，收《五行大義》於第70冊。經筆者對勘，宛委別藏本與佚存本完全一致，未作任何校勘。

嘉慶十八年（1813），歙縣鮑廷博編輯《知不足齋叢書》，收《五行大義》於第二十六集（略稱『知不足本』）。這是嘉慶本問世以來中國第二次正式刊刻印行《五行大義》。鮑氏作短跋於書後：隋蕭吉《五行大義》失傳已久。近德清許氏得自日本《佚存叢書》中，既校而刊之矣，惜傳之不廣。

因重壽梓，以公同好云。知不足本所用的底本還是佚存本。

光緒八年（1882），日本《佚存叢書》在上海由黃氏出版木活字排印本；光緒二十三年（1897），盛宣懷選輯編印《常州先哲遺書》，在第一輯子部中再次收入《五行大義》（略稱「常州本」）。盛氏跋稱：《五行大義》五卷，隋蕭吉撰。……此書不見於《隋·經籍志》、《新唐·藝文志》，惟《舊唐·經籍志》五行類有「蕭吉《五行記》五卷」，當即此書，但名小異。……《四庫》未著錄，阮文達從日本《佚存叢書》錄出進呈，知不足齋又刻之，外間稍稍傳佈。

民國十三年（1924）上海商務印書館影印出版日本寬政至文化年間印本《佚存叢書》，未作任何校勘。

民國二十八年（1939），商務印書館出版鉛字排印本《叢書集成初編》，又收入《五行大義》（略稱『集成本』）。出版説明指出了集成本所使用的底本：本館《叢書集成初編》所選《佚存叢書》及《知不足齋叢書》皆收有此書。知不足本重刊佚存，故據佚存本排印。集成本的最大貢獻是對《五行大義》作了比較精確的句讀，從而使《五行大義》初步具備了現代定本的某些形式。

關於版本源流的問題，參考了朱淵清發表在《古籍整理研究學刊》上的《〈五行大義〉版本述略》（1996年第2期）和錢杭發表在《史林》上的《蕭吉與〈五行大義〉》（1999年第2期）。

四、點校説明

從上述版本源流可知，對中國文化界影響最大的，是屬於日本元弘本系統的佚存本。阮元編選的宛委別藏本與佚存本完全一致，未作任何校勘。本次整理以宛委別藏本爲底本，基本原則是忠實於底本，作了如下工作：

①明顯的錯誤直接改正，未出注。如：地支中的『戌』誤作『戍』，『太歲』誤作『大歲』，『稼穡』誤作『稼稷』。

②需根據相關內容判別正誤的，改正之後隨文加了腳註。如：第三篇第一節有『陽動而進，變七之九，象氣息也』句，當中『陽』原本作『陰』，依上下文意當作『陽』，故加腳註云：『「陽」字宛委別藏本作『陰』，根據意義當作「陽」。』

③宛委別藏本中的一些字是通行字的異體字，爲保持原貌，未加修改。如：『隂』、『閇』、『薑』『鶏』等字沒有改爲：『陰』、『閉』、『薑』、『雞』。

④原文避諱字『丘』缺末筆，補爲丘；『玄』作『元』，改爲元。

另外，由於『五行』一詞的詳盡定義及其屬性，最早見於《尚書·洪範》

篇，故在本文之後，附錄了《尚書·洪範》篇，以便於讀者對照研究。（底本爲中華書局1980年9月影印阮元校刻的〈十三經注疏〉附校勘記上冊。）

點校者　二〇一三年四月

五行大義總錄

「常」字宛委別藏本作「帝」，依內容當作「常」爲是。

「害」字宛委別藏本作「善」，依內容當作「害」爲是。

五行大義序

上儀同三司城陽郡開國公蕭吉撰

夫五行者，蓋造化之根源，人倫之資始，萬品稟其變易，百靈因其感通，本乎陰陽，散乎精像，周竟天地，布極幽明。子午卯酉爲經緯，八風六律爲綱紀。故天有五度以垂象，地有五材以資用，人有五常以表德。萬有森羅，以五爲度，過其五者，數則變焉。寔資五氣，均和四序，孕育百品，陶鑄萬物。善則五德順行，三靈炳曜；惡則九功不革，六沴互興。原始要終，靡究萌兆。是以聖人體於未肇，故設言以筌象，立象以顯事，事既懸有，可以象知。象則有滋，滋故生數；數則可紀，象則可形；可形可紀，故其理可假而知。

可假而知，則龜筮是也。龜則爲象，故以日爲五行之元；筮則爲數，故以辰爲五行之主。若夫參辰伏見，日月盈虧，雷動虹出，雲行雨施，此天之象也。二十八舍，內外諸官，七耀三光，星分歲次，此天之數也。山川水陸，高下平汙，嶽鎮河通，風迴露蒸，此地之象也。八極四海，三江五湖，九州百郡，千里萬頃，此地之數也。禮以節事，樂以和心，爵表章旗，刑用革善，此人之象也。百官以治，萬人以立，四教修文，七德閱武，此人之數也。因夫象數，故識五行之始末，藉▲斯龜筮，乃辨陰陽之吉凶。是以事假象知，物從數立。吉每尋閱墳索，研窮經典，自羲農以來，迄于周漢，莫不以五行爲政治之本，以著龜爲善惡之先，所以《傳》云：『天生五材，廢一不可。』《尚書》曰：『商王受命，狎侮五常，殄棄三政。』故知得之者昌，失之者滅，昔中原喪亂，晉氏南遷，根本之書不足，枝條之學斯盛，虛談

▲『藉』字宛委別藏本作『籍』，依內容當作『藉』爲是。

「候」字宛委別藏本作「侯」，依內容當作「候」爲是。

巧筆，競功于一時；碩學經邦，棄之於萬古。末代踵習，風軌遂成，雖復占候▲之術尚行，皆從左道之說；卜筮之法恒在，爻象之理莫分。月令靡依，時制必爽。失之毫髮，千里必差。水旱興而不辨其由，妖祥作而莫知其趣。非因形像，罕徵窮者，觀其謬惑，歎其學人，皆信其末而忘本，並舉其麤而漏細。古人有云：『登山始見天高，臨壑方覺地厚。不聞先聖之道，無以知學者之大。』況乃五行幽邃，安可斐然。今故博採經緯，搜窮簡牒，略談大義，凡二十四段。別而分之，合四十段。二十四者，節數之氣總。四十者，五行之成數。始自釋名，終於蟲鳥。凡配五行，皆在茲義。庶幾使斯道不墜，知其始焉。若能治心靜志，研其微者，豈直怡神養性，保德全身，亦可弼諧庶政，利安萬有，斯故至人之所達也。昔人感物制經，吉今因事述義，異時而作，共軌殊途。歎味道之不齊，求利物之一致，倚焉來哲，補其闕焉。

五行大義卷第一

上儀同三司城陽郡開國公蕭吉撰

第一釋名就此分爲二段

一者釋五行名；二者論支干名

第一釋五行名

夫萬物自有體質，聖人象類而制其名，故曰：名以定體。無名乃天地之始，有名則萬物之母。以其因功涉用，故立稱謂。《禮》云：『子生三月，咳而名之。』及其未生，本無名字。五行爲萬物之先，形用資於造化，豈不先立其名，然後明其體用。

《春秋元命苞》曰：『木者，觸也，觸地而生。』許愼云：『木者，冒也，言冒地而出，字從於中，下象其根也。』其時春。《禮記》曰：『春之爲言蠢也，產萬物者也。』其位在東方。《尸子》云：『東者，動也，震氣故動。』《白虎通》云：『火之爲言化也，陽氣用事，萬物變化也。』許愼曰：『火者，炎上也，其字炎而上，象形者也。』其時夏。《尚書大傳》云：『何以謂之夏？夏，假也。假者方呼萬物而養之。』《釋名》曰：『夏，假者，寬假萬物，使生長也。』其位南方。《尚書大傳》云：『南，任也，物之方任也。』《元命苞》云：『土之爲言吐也，含吐氣精，以生於物。』許愼云：『土者，吐生者也。』王肅云：『土者，地之別號，以爲五行也。』許愼云：『其字，二以象地之下，與地之中，以一直畫，象物初出地也。』其時季夏。季，老也，萬物於此成就方老，王於四時之季，故曰老也。其位處內。內，通也，

「其」字宛委別藏本無，依內容當有「其」爲是。

《禮斗威儀》云：『得皇極之正氣，含黃中之德，能苞萬物。』許慎云：『金者，禁也，陰氣始起，萬物禁止也。土生於金，字從土，左右注，象金在土中之形也。』其時秋也。《禮記》云：『秋之爲言愁也，愁之以時，察守義者也。』《尸子》云：『秋，肅也，萬物莫不肅敬恭莊，禮之主也。』《說文》曰：『天地反物爲秋。』其位西方。《尚書大傳》云：『西，鮮也。鮮，訊也。訊者，始入之貌也。』

《釋名》、《廣雅》、《白虎通》皆曰：『水，準也，平準萬物。』《元命苞》曰：『水之爲言演也，陰化淖濡，流施潛行也。故立字，兩人交，一以中出者爲水。一者，數之始。兩人，譬男女，陰陽交以起一也。水者，五行始焉，元氣之湊液也。』《管子》云：『水者，地之血氣筋脉之通流者，故曰水。』許慎云：『其字象泉並流，中有微陽之氣。』其時冬。《尸子》云：『冬，終也，萬物至此終藏也。』《禮記》云：『冬之爲言中也。中者，藏也。』其位北方。《尸子》云：『北，伏也。萬物至冬皆伏，貴賤若一也。』

五行之時及方位，故分而釋之。

第二　論支干名

支干者，因五行而立之。昔軒轅之時，大撓之所制也。蔡邕《月令章句》云：『大撓采五行之情，占斗機所建也，始作甲乙以名日，謂之幹；作子丑以名月，謂之支。有事於天，則用日；有事於地，則用辰。陰陽之別，故有支干名也。而名有總別，先論總名，次言別號。』

總名支幹者，幹字乃有三種不同，一作幹，二作簳，三作干字。今解簳字者，此支簳既相配成用，如樹木之有支條莖簳，共爲樹體，所以云簳。又作幹者，幹濟爲義。支者，支任爲義，以此日辰，任濟萬事，故云支幹。

『玄』字宛委別藏本避諱作『元』，今改，下同。

又作干字者，亦是幹義。如物之在竿上，能豎立顯然，故亦云竿也。世書從易，故多干也。

次別號者，《詩緯推度災》云：『甲者，押也，春則開也，冬則闔也。』鄭玄注《禮記·月令》云：『甲者，抽也。』

乙者，軋也。春時萬物皆解，孚甲自抽軋而出也。

丙者，柄也。物之生長，各執其柄。鄭玄▲云：『丙者，炳也。夏時萬物強大，炳然著見也。』

丁者，亭也。亭，猶止也。物之生長，將應止也。

戊者，貿也。生長既極，極則應成，貿易前體也。

己者，紀也。物既始成，有條紀也。鄭玄云：『戊之言茂也，己之言起也，謂萬物皆枝葉茂盛，其含秀者抑屈而起也。』

庚者，更也。辛者，新也。謂萬物成代，改更復新也。鄭玄云：『謂萬物皆肅然改更，秀實新成也。』

壬者，任也。癸者，揆也。陰任于陽，揆然萌牙於物也。鄭玄云：『時維閉藏，萬物懷任於下，揆然萌牙也。』

子者，孳也。陽氣既動，萬物孳萌。《三禮義宗》云：『陽氣至，孳養生。』

丑者，紐也。紐者，繫也。續萌而繫長也，故曰孳萌於子，紐牙於丑。《三禮義宗》云：『言居終始之際，故以紐結爲名。』

寅者，移也，亦云引也。物牙稍吐，引而申之，移出於地也。《淮南子》云：『寅，螾動生也。』《三禮義宗》云：『寅者，引也，肆建之義也。』

卯者，冒也，物生長大，覆冒於地也。《淮南子》云：『卯，茂也，茂然也。』《三禮義宗》云：『卯，茂也。陽氣至此，物生滋茂。』

辰者，震也。震動奮迅，去其故體也。《三禮義宗》云：『此月之時，物盡震動而長。』

巳者，已也。故體洗去，於是已竟也。《三禮義宗》云：『巳，起也。物至此時，皆畢盡而起。』

午者，仵也，亦云萼也。仲夏之月，萬物盛大，枝柯萼布於午。《淮南子》云：『午者，忤也。』《三禮義宗》云：『仵，長也，大也，明物皆長大也。』

未者，昧也。陰氣已長，萬物稍衰，體薆昧也。故曰：『薆昧於未。』《淮南子》云：『未，味也。』《三禮義宗》云：時物向成，皆有氣味。

申者，伸。伸，猶引也，長也，衰老引長。《淮南子》云：『申，呻也。』《三禮義宗》云：『申者，身也。物皆身體成就也。』

酉者，老也，亦云熟也。萬物老極而成熟也。《淮南子》云：『酉，飽也。』

《三禮義宗》云：『酉，猶也，猶倫之義也。此時物皆縮小而成也。』戌者，滅也，殺也。九月殺極，物皆滅也。《三禮義宗》云：『此時物衰滅也。』

亥者，核也，閡也。十月閉藏，萬物皆入核閡。《三禮義宗》云：『亥，劾也，言陰氣劾殺萬物也。』

《爾雅·歲次》云：『太歲在寅，名攝提格。』《淮南子》注云：『格，起也。萬物承陽而起。』

卯名單閼。單，盡。閼，止也。言陽氣推萬物而起，陰氣盡止也。

辰名執徐。執，蟄也。徐，舒也。言伏蟄之物，皆散舒而出也。

巳名大荒落。荒，大也。言萬物熾盛而大出，落落而布散也。

午名敦牂。《淮南子》云：『檮槍敦盛，牂，壯也。言萬物盛壯也。』

未名協洽。《淮南子》云：『協，和也。洽，合也。言陰欲化，萬物和合也。』

申名涒灘。《淮南子》云：『涒灘，大修也。言萬物皆修其精氣也。』

酉名作鄂。《淮南子》云：『作鄂，零落也。言萬物皆陊落也。』

戌名閹茂。閹，掩，蔽也。茂，冒也。言萬物皆蔽冒也。

亥名大淵獻。淵，藏。獻，迎也。言萬物終亥，大小深藏窟伏，以迎陽也。

子名困敦。困，混也。敦，沌也。言陽氣混沌，萬物牙孽也。

丑名赤奮若。奮，起也。若，從也。言陽氣奮迅萬物而起，無不順其性。

赤，陽色也。《春秋緯》云：『大陰所在之名。』與《淮南子》、《爾雅》不同。

此並支干別名大意，終從氣解，故以具釋之。

第二　辨體性

體者，以形質爲名。性者，以功用爲義。以五行體性，資益萬物，故合而辨之。

木居少陽之位，春氣和煦溫柔，弱火伏其中，故木以溫柔爲體，曲直爲性。

火居大陽之位，炎熾赫烈，故火以明熱爲體，炎上爲性。

土在四時之中，處季夏之末，陽衰陰長，居位之中，總於四行，積塵成實，積則有間，有間故含容，成實故能持。故土以含散持實爲體，稼穡爲性。

金居少陰之位，西方成物之所，物成則凝強，少陰則清冷，故金以強冷爲體，從革爲性。

水以寒虛爲體，潤下爲性。

《洪範》云：『木曰曲直，火曰炎上，土曰稼穡，金曰從革，水曰潤下』，是其性也。《淮南子》云：『天地之襲精爲陰陽，陰陽之專精爲四時，四時之散精爲萬物，積陰之寒氣反者爲水，積陽之熱氣反者爲火。』水雖陰物，陽在其内，故水體内明，火雖陽物，陰在其内，故火體内暗。木爲少陽，其體亦含陰氣，故内空虚，外有花葉，敷榮可觀。金爲少陰，其體剛利，殺性在外，内亦光明可照。土苞四德，故其體能兼虚實。《洪範傳》曰『木曰曲直』者，東方。《易》云：『地上之木爲《觀》。』言春時出地之木，無不曲直，花葉可觀，如人威儀容貌也。許愼云：地上之可觀者，莫過於木。故相字，目傍木也。古之王者，登輿有鸞和之節，降車有佩玉之度，田狩有三驅之制，飲餞有獻酢之禮。無事不巡幸，無奪民時。以春，農之始也。無貪欲姦謀，所以順木氣。木氣順則如其性，茂盛敷實，以爲民用，直者中繩，曲者中鉤。若人君失威儀，酖酒淫縱，重徭厚稅，田獵無度，則木失其性，春不滋長，不爲民用，橋梁不從其繩墨，故曰木不曲直也。

火曰炎上。炎上者，南方，揚光輝在盛夏，氣極上，故曰炎上。王者向明而治，蓋取其象。古者明王南面聽政，攬海内雄俊，積之於朝，以助明也。退邪佞之人臣，投之於野，以通壅塞。任得其人，則天下大治，垂拱無爲。《易》以離爲火，爲明，重離，重明，則君臣俱明也。明則順火氣，火氣順則如其性，如其性則能成熟。順人士之用，用之則起，捨之則止。若人君不明，遠賢良，進讒佞，棄法律，疎骨肉，殺忠諫，赦罪人，廢適立庶，以妾爲妻，則火失其性，不用則起，隨風斜行，焚宗廟宮室，燎于民居，故曰火不炎上。

土爰稼穡。稼穡者，種曰稼，斂曰穡；土爲地道，萬物貫穿而生，故曰稼穡。土居中，以主四季，成四時，中央，爲內事、宮室、夫婦、親屬之象。古者天子至於士人，宮室寢處，皆有高卑節度。與其過也，寧儉。禹卑宮室，孔子善之，后、夫人、左右、妾媵有差，九族有序，骨肉有恩，爲百姓之所軌則，則如此順中和之氣，則土得其性，得其性，則百穀實而稼穡成。如人君縱意廣宮室臺榭，鏤雕五色，罷盡人力，親疎無別，妻妾過度，則土失其性。土失其性，則氣亂，稼穡不成，故五穀不登，風霧爲害，故曰土不稼穡。

金曰從革。從革者，革，更也，從範而更，形革成器也。西方物既成，殺氣之盛，故秋氣起而鷹隼擊，春氣動而鷹隼化，此殺生之二端，是以白露爲霜，霜者，殺伐之表。王者教兵，集戎事以誅不義，禁暴亂以安百姓。古之人君，安不忘危，以戒不虞。故曰：『天下雖安，忘戰者危。國邑雖強，好戰必亡。』殺伐必應義，應義則金氣順，金氣順則如其性，如其性者，工冶鑄作，革形成器。如人君樂侵凌，好攻戰，貪色賂，輕百姓之命，人民騷動，則金失其性，冶鑄不化，凝滯渠堅，不成者衆。秋時萬物皆熟，百穀已熟，若逆金氣，則萬物不成。故曰金不從革。

水曰潤下。潤下者，水流濕，就汙下也。北方至陰，宗廟祭祀之象。冬，陽之所始，陰之所終。終始者，綱紀時也。死者魂氣上天爲神，魄氣下降爲鬼。精氣散在於外而不反，故爲之宗廟，以收散也。《易》曰：『渙，亨，王假有廟。』此之謂也。夫聖人之德，又何以加於孝乎？故天子親耕，以供粢盛。王后親蠶，以供祭服，敬之至也。敬之至，則鬼神報之以介福，此順水氣。水氣順，則如其性，如其性，則源泉通流，以利民用。若人君廢祭祀，漫鬼神，逆天時，則水失其性，水暴出，漂溢没溺，壞城邑，爲人之害，故

「明數」目錄作「論數」。「衍」目錄作「演」。

曰水不潤下也。

第三 明數▲ 就此分爲五段

一者起大衍▲論易動靜數；二者論五行及生成數；三者論支干數；四者論納音數；五者論九宮數

第一 起大衍論易動靜數

凡萬物之始，莫不始於無，而後有。是故易有大極，是生兩儀，兩儀生四序，四序，生之所生也。有萬物滋繁，然後萬物生成也。皆由陰陽二氣，鼓舞陶鑄，互相交感，故孤陽不能獨生，單陰不能獨成，必須配合以鑪冶，爾乃萬物化通，是則天有其象，精氣下流，地道含化，以資形始，陰陽消長，生殺用成。明其道難明，非數不可究，故因數以辨之。數之顯理，猶筌蹄之取魚兔，陽順唱始，陰佐其終，窮奇偶之數，備相成之道，極變化之源者，詳於蓍策之數也。七八爲靜，九六爲動。▲陽動而進，變七之九，象氣息也。明陽道之舒，以象君德，唱始不休，無所屈後，去極一等，而猶進之，故九動也。陰動而退，變八之六，象氣消也。以明臣法有所屈後，唱和而已。事理近君，則靖息以聽命，必須退讓，以明其義，故八靜也。《易》曰：『分二以象兩，掛一以象三，揲之以四，以象四時者，餘手有四七，故名七也。有四八，故名八也。』有此，則靜爻之數，夏殷尚質，以用靜爻占之。餘有四九，故名九也。有四六，故名六也。此則動爻之數，周備質文，故兼用動爻。

凡大衍極天地之數，五十有五也。京房以十日，十二辰，二十八宿，

▲「陽」宛委別藏本作「陰」，根據意義當作「陽」。

合應五十，其一不用者，天之生氣，將欲以虛求實，故用四十九焉。馬融以《易》之大極，謂北辰也。生兩儀，兩儀生日月，日月生四時，四時生五行，五行生十二月，十二月生二十四氣。北辰居位不動，其餘四十九，轉運而用也。鄭玄曰：貞悔六爻，本有五十，定所用者，四十有九。天地之數，本五十五。天五與地十通，天一與地六通，數之者氣則有并，并則宜減焉。大衍減五，故有五十，其用減一，故四十有九。不并者，不可減也。今總其數，五十者，天一至地十，凡五十五也，此合生成之數。若止言生數，唯有十五，從一至五也。《易》之所象，爻盡之，有邃，故自天地以下，日月等數，皆爲蓍卦所攝，循環變轉，萬世無窮。而五十有五，五本并數，并數者，天之與地共，各有一體，體各有一，正應敵對。今盈於五，則是氣之并數，并不再用，是其配義。配則爲虛，不當於實，不當於實，故事無所主，所以揲蓍不用。又虛其一者，掛一象無。無無可象，故有之用極，則無之功見。故曰：尋大業而得吉凶，尋吉凶而得八卦，尋八卦以得四時，尋四時以至兩儀，尋兩儀以至太極。太極者，大殺而極，窮無之致也。遣有以極邃，減多以就少，此之謂也。故曰：太極無所復象，明其空寂，非言象所詮也。

第二　論五行及生成數

行言五者，明萬物雖多，數不過五。故在天爲五星，其神爲五帝。孔子曰：昔丘聞諸老聃云：天有五行，木金水火土，其神謂之五帝。在地爲五方，其方鎮爲五嶽。《物理論》云：『鎮之以五嶽。』在人爲五藏，其候五官。《黄帝素問》云：『五藏候在五官，眼耳口鼻舌也。』五行遞相負載，休王相生，生成萬物，運用不休，故云行也。《春秋繁露》云：『天地之氣，列爲五行。夫五行者，行也。』《易·上系》曰：『天數五，王曰：『謂一三五七九也。』韓曰：『五奇也。』地數五，王曰：『謂二四六八十也。』韓曰：『五偶也。』五位相得，王曰：『五位，金木水火土也。』而各有合。』王曰：『謂水，在天爲一，在地爲六，六一合於北。火，在天爲七，在地爲二，二七合于南。金，在天爲九，在地爲四，四九合於西。木，在天爲三，在地爲八，三八合於東。土，在天爲五，在地爲十，五十合於中，故曰，五位相得，而各有合。』謝曰：『陰陽相應，奇偶相配，各有合也。』韓曰：『天地之數各有五，五數相配以合成金木水火土也。』《尚書·洪範》篇曰：『五行，一曰水，二曰火，三曰木，四曰金，五曰土。』皆其生數。《禮記·月令》篇云：『木數八，火數七，金數九，水數六，土數五。』皆其成數，唯土言生數。

天以一生水於北方，君子之位，陽氣微動於黃泉之下，始動無二。天數與陽合而爲一。水雖陰物，陽在於內，從陽之始，故水數一也。極陽生陰，陰始於午，始亦無二。陰陽二氣，各有其始，正應言一而云二者，以陽尊故。尊既括始，陰卑贊和，配故能生，而陽數偶陰，在火中。火雖陽物，義從陰，配合陰始，故從始立義，故火數二也。《老子》云：『天得一以清，地得一以寧。』是知皆有一義，唱和同始，是以云：木配陽動，而左長於東方。長則滋繁，滋繁則數增，故木數三也。陰佐陽消，陰道右轉而居於西，在陽之後，理無等義，故金數四也。陰陽之數，始乎一周，然後陽達於中，總括四行，苞則彌多，故土數五也。此並生數，皆云據始，未明成數。數既未成，亦未能爲用。潁容《春秋釋例》云：『五行生數，未能變化，各成其事。水凝而未能流行，火有形而未生炎光，木精破而體剛，金強而斫，土鹵而斥，於是天以五臨民，君化之。』傳曰：『配以五成。』所以用五者，天之中數也。於是水得於五，其數六，用能潤下。火得於五，其數七，用能炎上。木得於五，其數八，用能曲直。金得於五，其數九，用能從革。土得於五，其數十，用能稼穡。鄭玄云：『數若止五，則陽無匹偶，陰無配義，故合之而成數也。』奇者，陽唱於始，爲制爲度。偶者，陰之本，得陽乃成。

故天以一始生水於北方，地以其六而成之，使其流潤也。地以二生火於南方，天以七而成之，使其光曜也。天以三生木於東方，地以其八而成之，使其舒長盛大也。地以四生金於西方，天以九而成之，使其剛利有文章也。天以五合氣於中央，生土，地以十而成之，以備天地之間所有之物也。合之，則地之六爲天一匹也，天七爲地二偶也，地八爲天三匹也，天九爲地四偶也，地十爲天五匹也。陰陽各有合，然後氣性相得，施化行也。故四時之運，成於五行。土總四行，居時之季，以成之也。《五行傳》及《白虎通》皆云：『木非土不生，根核茂榮。火非土不榮，得木著形。金非土不成，入範成名。水非土不停，堤防禁盈。土扶微助衰，應成其道。故五行更互須土，土王四季而居中央，不以名成時。故知同時俱起，但托義相生。』《傳》曰：『五行並起，各以名別。』

常從數義云：『北方亥子，水也，生數一；丑，土也，生數五；一與五相得爲六，故水成數六也。東方寅卯，木也，生數三；辰，土也，生數五；三與五相得爲八，故木成數八也。南方巳午，火也，生數二；未，土也，生數五；二與五相得爲七，故火成數七也。西方申酉，金也，生數四；戌，土也，生數五；四與五相得爲九，故金成數九也。中央戊己，土也，生數五；又土之位在中，其數本五，兩五相得爲十，故土成數十也。此陰陽兩氣各一周也，共一周，則爲生數；各一周，則爲成數。陽以輕清上爲天，陰以重濁下爲地，而陽至第五而入中者，其體躁疾，故共一周而入中，陰至第十方入中者，其體遲緩，故各一周而始入耳。然五行皆得中氣而後成，土居中而王四季，並須土以成之也。』《洪範》是上古創制之書，故言生數。《禮記·月令》是時候之書，所貴成就事業，故言成數。唯土言生數者，土以能生爲貴，且以成四行，足簡之矣，是其能生能成之義也。鄭玄曰：「以天地相配，取陰陽之理，常從以支干數和合，取日辰爲用，兩説雖別，大意還同，終會《易經》天一至地十之義。《孝經援神契》言：『以一立，以二謀，以三出，以四孳，以五合，以六嬉，以七變，以八舒，以九列，以十鈞。』五行以一立水，一爲生數，以五配一，水之成數，故言一立而六嬉，嬉是興義。二是火之生數，七是火之成數，故言二謀，火以變化爲能，故曰七變。謀者，以其爲變之始也。三，木之生數，八，木之成數，五行始於東方，故云三出，八而成長，故曰八舒。四，金之生數，九，金之成數，西方成就，故言四滋，品類不同，故稱九列。五是土之生數，十是土之成數，以天之五，合地之十，數義斯畢，所以五言其合，十言其均，均是成備之義。《春秋元命苞》云：『胎錯僢，連以鈞，一動，合於一，故陰陽受，成於三，故日月星序，張於四，故時起，立於五，故行動，布於六，故律踊，分於七，故宿改，萌於八，故風布，極於九，故州吐，畢於十，故功成數止。』此並經緯共明，五行生成之數，不過十也。

第三　論支干數

支干數者，凡有二種，一通數，二別數。今先辯通數，後論別數。

通數者，十干、十二支也。干有十者，應天地之大數也。《易·繫辭》言：『天數五，地數五。』天地之數，不過於十。故以干極於十，十主日，十日爲一旬也。支十二者，《禮稽命征》言：『布政十二，尊卑有序。』《援神契》言：『三三參行，四四相扶。』天有四時之氣，以三月成一時，故言三三參行，四四相扶。天地人謂之三才，是爲三者，物生之常數，因而各生三，本三而末九，所以十二。《元命苞》言：『數成於三，故合於三，三月，陽極於九，故一時九十日也。』支象於月，十二月爲一歲也。此辨通數。

別數者，支數，則子數九，丑八，寅七，卯六，辰五，巳四，午九，未八，申七，酉六，戌五，亥四。《太玄經》云：『子午九者，陽起於子，訖於午，陰起於午，訖於子，故子午對衝，而陰陽二氣之所起也。寅爲陽始，申爲陰始，從所起而左數，至所始而定數，故自子數至申，數九，自午數至寅，亦九，所以子午九也。丑未爲對衝，自丑數至申，數八，自未數至寅，亦八，所以丑未八也。寅申爲對衝，自寅數至申，數七，自申數至寅，亦七，所以寅申七也。卯酉爲對衝，自卯數至申，數六，自酉數至寅，亦六，所以卯酉六也。辰戌爲對衝，自辰數至申，數五，自戌數至寅，亦五，所以辰戌五也。巳亥爲對衝，自巳數至申，數四，自亥數至寅，亦四，所以巳亥四也。』又云：『陽數極於九，子午爲天地之經，故取陽之極數，自丑未巳下，各減一，從八至四，理自可知。』干數者，甲九，乙八，丙七，丁六，戊五，己九，庚八，辛七，壬六，癸五。《太玄經》云：『甲己九者，甲起甲子，從子故九，己爲甲配，故與甲俱九。乙起乙丑，從丑故八，乙配於庚，與庚俱八。丙起丙寅，從寅故七，辛配於丙，與丙俱七。丁起丁卯，從卯故六，丁配於壬，與壬俱六。戊起戊辰，從辰故五，癸配於戊，與戊俱五。支有十二，以對衝同數，故自九至四，干唯有十，以配合同數，故自九至五。』又云：『支從地，故數畢于陰，以四偶也。干從天，故數畢于陽，以五奇也。五則止於五氣，四則極於四時，上不過九者，陽之極數也。』五行及支干之數，相則倍之，王則十而倍之，休則如本，因死半之，以此四而孳，數乃無極，此并從氣增減，氣盛則多，氣衰則少也。

第四 論納音數

納音數者，謂人本命所屬之音也。音，卽宮商角徵羽也。納者，取此音，以調姓所屬也。《樂緯》云：『孔子曰：丘吹律定姓，一言得土曰宮，三言得火曰徵，五言得水曰羽，七言得金曰商，九言得木曰角。』此并是陽數。凡五行有生數，壯數，老數三種，木，生數三，壯數八，老數九；火，生數二，壯數七，老數三；土，生數五，壯數十，老數一；金，生數四，壯數九，老數七；水，生數一，壯數六，老數五；管輅云：『土老數一者，土爲萬物之主，一切歸之，所以一也。三才交而人理具，火之爲德，取三才之義，故老數三。水，上應五星，下同五藏，故水老數五。金配七曜，故金老數七。木，在天爲九星，在地爲九州，在人爲九竅，故木老數九。先生數，次壯數，後老數，納音論其本命，故以終數言之。』此釋猶爲未盡。

夫萬物皆稟五常之氣，化合而生，物生之後，必至成壯，成壯之後，必有衰老，故有三種義。爲人之道，自壯及老，莫不本乎禮義而以立身，然存禮義者，靡不有初，鮮克有終。今既論納音人之所屬，非人莫能行其禮義，故以終老之數，禮義明之。一言得土者，土以含宏德厚，位高爲君，君爲民主，主則無二，唱始之言，故數一也。三言得火者，火既主禮，孝敬爲先，不敢棄所生之德，故其數三，從木數也。水居陰位，人臣之道，土能制水，如君制臣，縱之則行，壅之則止，水不自專，故從土數五也。金既主義，義是夫妻之道，妻無自專，有從夫之義。火爲金夫，故用火數七也，木主仁孝，金能尅木，宗廟之象。《式經》云：『金爲骸骨，木爲棺槨。』此明金木爲鬼神之事，以敬事，故木從金數，故數九也。一示君德，二順父母，三表臣節，四敬從夫，五事鬼神，此則禮義備而人事畢矣，故納音用之數。

納音者，子午屬庚，震卦所直日辰也；丑未屬辛，巽卦所直日辰也；寅申屬戊，坎卦所直日辰也；卯酉屬己，離卦所直日辰也；辰戌屬丙，艮卦所直日辰也；巳亥屬丁，兑卦所直日辰也。一言得土者，本命庚子，子屬於庚，數之，一言便以得之是也。三言得火者，本命丙寅，寅屬於戊，從丙數至戊，凡三是也。五言得水者，本命壬戌，戌屬於丙，從壬數至丙，凡五是也。七言得金者，本命壬申，屬於戊，從壬數至戊，凡七是也。九言得木者，本命己巳，巳屬於丁，從己數至丁，凡九是也，六十甲子，例皆如是，支屬八卦爲納音者，皆以次而取對衝，如子午屬庚，子午相對衝也，餘例悉然。

夫陽施陰化，故受氣定形，皆資於陰陽，以養成之，是以人之所屬，皆以陽數言也，所以子午屬庚之例者，乾爲父，坤爲母，共有六子，故曰，乾將三男震坎艮，坤將三女巽離兑。陰陽相生，故就乾索女，就坤索男，所以乾一索而得巽，曰長女，再索而得離，曰中女，三索而得兑，曰少女。坤一索而得震，曰長男，再索而得坎，曰中男，三索而得艮，曰少男。甲是陽干之始，乾下三爻取之，壬是陽干之末，乾上三爻取之，乙是陰干之始，坤下三爻取之，癸是陰干之末，坤上三爻取之，餘有六干，陽付其男，陰付其女，甲乙之後，次於丙丁，故以丙付少男艮，以丁付少女兑，丙丁之後，次於戊己，故以戊付中男坎，以己付中女離，戊己之後，次於庚辛，故以庚付長男震，以辛付長女巽。所以從少而付老，自小及大，從微至著故也。付干既訖，次付其支，震爲長子，故其卦，初九得乾之子，九四得乾之午，震干庚，故子午屬庚。巽爲長女，子後次丑，故其卦，初六得坤之丑，午後次未，六四得坤之未，巽干辛，故丑未屬辛。坎爲中男，丑後次寅，其卦，初六得乾之寅，未後次申，六四得乾之申，坎干戊，故寅申屬戊，離爲中女，寅後次卯，故其卦，初九得坤之卯，申後次酉，九四得坤之酉，離干己，故卯酉屬己，艮爲少男，卯後次辰，故其卦，初六得乾之辰，酉後次戌，六四得乾之戌，艮干丙，故辰戌屬丙。兌爲少女，辰後次己，故其卦，初九得坤之己，戌後次亥，九四得坤之亥，兌干丁，故己亥屬丁，六子取干，則乾坤之，餘取支，並從乾坤而得，陽取於乾，陰取於坤，皆受於父母，故六子并主十二辰，人之納音，皆所繼焉。甲乙壬癸，不爲納音者，以屬乾坤故也。或問曰：『六子用干，則取父母之不用者；用支，則並同于父母者，何？』答曰：『干，是陽也，陽體奇，故正得一往分用；支，是陰也，陰體偶，故以再往用之。』又復龜則用日，是以正求於干，故發兆分爲十分，筮則用辰，正求於支，是以飛伏六爻，並論十二支。雖復體不兼要，須相配以明義。干爲尊，故不得不先設，而後求支，筮雖不正用干，亦須干助，以顯其趣，猶如龜判十二支，兆體雖無支象，必約而論之，筮雖闕三甲，三壬，三乙，三癸，亦約虛以求實，且設干往，先從父母而爲始，後及六子，以甲付乾，以乙付坤，以丙付艮，以丁付兑，以戊付坎，以己付離，以庚付震，以辛付巽，歷八卦訖，壬還到乾，次癸還到坤。十干所在六爻，乾坤位尊，取其始末理，然體各得二，干支既當爻正用，故卦別皆備，陽卦取其陽支，陰卦取其陰支，四卦同陽，四卦同陰。非正同于父母，當伏羲畫八卦，爲三爻，備天地人，所以分干卦，別取三，乾坤居始，故取甲乙，後神農重之以爲八，純子有重來之理，所以卦六干並同，父母無二之義，故後卦取乎壬癸，其甲乙壬癸各少三者，皆排在虛用之中，不全無者，陰有從陽之義。

第五　論九宫數

九宫者，上分於天，下别於地，各以九位。天則二十八宿，北斗九星，地則四方四維，及中央。分配九有，謂之宫者，皆神所遊處，故以名宫也。鄭司農云：『太一行八卦之宫，每四乃入中央。中央云者，地神之所居，故謂之九宫。』《易緯·乾鑿度》云：『易一陰一陽之謂道也，故太一取其數，以行九宫。』《易》曰：『天一，地二，天三，地四，天五，地六，天七，地八，天九，地十，天地之數，合五十有五。』九宫用者，天除一，地除二，人除三，餘四十九，以當蓍策之數。又四時除四，餘四十五。五者，五行，四十者，五行之成數。合之則一節之數，分置五方，方各九者，一時九十日之數，四方成四時也。三宫相對，止十五者，爲一氣之數，成二十四氣也。《尚書·洪範》云：『初一曰五行』，位在北方，陽氣之始，萬物將萌。『次二曰敬用五事』，位在西南方，謙虚就德，朝謁嘉慶。『次三曰農用八政』，位在東方，耕種百穀，麻枲蠶桑。『次四曰協用五紀』，位在東南方，日月星辰，雲雨並興。『次五曰建用皇極』，位在中宮，百官立表，政化公卿。『次六曰乂用三德』，位在西北，抑伏強暴，斷制獄訟▲。『次七曰明用稽疑』，位在西方，決定吉凶，分別所疑。『次八曰念用庶徵』，位在東北，肅敬德方，狂僭亂行。『次九曰嚮用五福，威用六極』，位在南方，萬物盈實，陰氣宣佈，時成歲德，陰陽和調，五行不忒。故《黄帝九宫經》云：『戴九，履一，左三，右七，二四爲肩，六八爲足，五居中宫，總禦得失。』其數，則坎一，坤二，震三，巽四，中宫五，乾六，兑七，艮八，離九。太一行九宫，從一始，以少之多，順其數也。配算曰：『中央及四仲，各分九算。命云木落歸本，分六至亥，故取震六算，以置於乾。水流向末，分八至丑，故取坎八算，以置

▲『訟』字宛委別藏本作『詔』，依内容當作『訟』爲是。

於艮。金義而堅，分二還未，故取兑二算，以置於坤。火本炎盛，自處其鄉，故離算不動。土王四季，本生於巳，故分中宫四算，以置於巽，故成戴九履一之位也。又初成八卦之法，命方之算，先取北方九算，命曰水生木，縱一算置寅上，一算置卯上，一算置辰上，又横一算置甲上，一算置乙上。次取東方九算，命曰木生火，於南方布五位。又取南方之算，命曰火生土，於中央一算，於西北爲戊，一算於西南爲巳。又取中央之算，命曰土生金，於西方布五位。又取西方之算，命曰金生水，於北方布五位。五方布十干十二支位訖，然後加陰乾各一，命曰陰數偶也。次加陽支各一，命曰支體本，加其始餘算，十二月之數也。一算置西北，命曰乾之始也，二算置西南，命曰坤之始也。又餘算九，置於中央，爲易象也，命曰干主甲壬，即取甲壬上算，以成乾卦，又命曰坤主乙癸。次取乙癸上算，以成坤卦，父母之卦，爻象既定，次及六子，先起長男，命曰震主庚子午，即取庚及子午上算，以成震卦。又次長女，命曰巽主辛丑未。次取辛及丑未上算，以成巽卦。又次中男，命曰坎主戊寅申。次取戊及寅申上算，以成坎卦。又次中女，命曰離主己卯酉，次取己及卯酉上算，以成離卦。又次少男，命曰艮主丙辰戌。次取丙及辰戌上算，以成艮卦。又次少女，命曰兑主丁巳亥。次取丁及巳亥上算，以成兑卦。八卦既成，問曰：『八卦從何而始？』曰：『因五行生。』又問：『五行因何生？』曰：『因天地生。』『天地因何生？』曰：『因太一生。』『太一因何生？』曰：『因易生。』故云：『易有太極，是生兩儀。』故變易字爲太一，變太一字爲天，天一生，地二生也，變天字爲水，天生水也，變水字爲木，水生木也，變木字成火，木生火也，變火字成土，火生土也，變土字成金，土生金也，變金字成八卦字，八卦因五行生也，變八卦字爲十二月字，八卦所主，月也。變十二月字，成地出萬物，以終歸乎地也。此九宮八卦創制之法，備矣！

九宮數一起，自北方始者，坎一正北，應天之始，始無二，故一。北方五行之始，所以五行在北方。故云：陽氣之始，萬物將萌。

五事數二在西南者，五事：貌言視聽思也。別在後篇解。因五行而有五事次之，故二。又云：坤二在西南，應地之數。西南，林鐘之管，氣之次，二也。五事，人事之先也。故曰：謙虚就德，朝謁嘉慶，並五事所主也。

八政之數三在東方者，八政：食、貨、祀、司空、司徒、司寇、賓、師也。既有五事，次脩八政，故三。又云：震三正東，應人之數，三才義畢。東方，春，農之始也。食者，耕種炊烹也。貨者，畜積儲博，錢布金兵也。祀者，祭祀供神也。司空者，土地畝也。司徒者，民戸口大小數也。司寇者，禁備盜賊，糾察非常也。賓者，注籍往來，受容嘉慶也。師者，教訓農夫，耒耜設法也。故云：耕種百穀，麻枲蠶桑也。

五紀數四在東南者，五紀：歲、日月、奉化、日辰、歷數也。八政既脩，非歲時日月，無以敷播植，次之故四。又云：巽四，東南，風行四時，以應四時之數，東南巳，純乾用事，乾主天，巽主號令，故居東南。歲者，以四時有序，盛衰始終也。日月者，照明萬物，氣候遠近也。奉化者，卽仰王化，須建功貢寶也。日辰者，次序陰陽，斷制產物也。歷數者，記綴度數，農夫候望，賦斂隨時也。故曰：王者惟歲，稅數握成，以化下也。卿士惟月，奉化行道，以立寶。師允惟日，陳列衆職，製作于萬品，歲月日時，無易脩務，敬時以順紀也。故云：日月星辰，云雨並興也。

皇極數五，在中央者，皇王建萬國，處中，分別四方，百官以治，萬事畢理，歲時成就，職貢均等，租稅五穀，以供王事，故在其中央。中央之數本五也。又云：土居中央，應五行之數，若王者動不得中，則不能建萬事。故曰：皇之不極，是謂不建也。故曰：百官立表，政化公卿也。

三德數六在西北者，三德：正直、剛克、柔克。乾爲天位，人君之象，過五故數六。又云：乾在西北，陰陽氣分於西北，故應六律之數也。西北，乾之所處，故人君居之。正直者，人德也，君子方正以義，無所曲私，故云：平康正直，不疑其德。剛克者，天德也。法度不失，輕重罪服，故曰：沈潛剛克。柔克者，地德也。有德秩祿，安定衆職，賞賜萬國，故曰，高明柔克。故云：抑服強暴，斷制獄訟也。

稽疑數七在西方者，稽疑者，建立卜筮，問疑擇善，占天地之象，以定吉凶，蓍圓卦方，龜筮共知可否，三人占，從二人之言。昔者聖人慎謀

『咨』字宛委別藏本無，根據內容當補。

重始，動事作業，樹本開基，決嫌定疑，必謀以賢知，咨以耆艾，參以蓍龜，故舉無過事，慮無失計，蠻夷雖無君臣之序，亦有決疑之卜，或以金石，或以木草，故知稽疑之事，聖人所尚，以其次乾之後，故數七也。又云：兌正西，卯酉爲天地之門，卯主始，酉主終，故斗指卯，則萬物皆出；指酉，則萬物皆入。兌應七星之數，兌爲金，主悅言，故在西方。故云：決定吉凶，分別所疑也。

庶徵數八在東北者，庶徵者，衆徵也，王者以及衆庶，莫不內省咎過，外察徵祥，順徵知機，則無禍患。不審其過，不念庶徵，則禍至不悟，敗亡無日矣！有機徵見者，必恭事上帝，用不爲過，則降以福應。《詩》云：『昭事上帝，聿懷多福。』如不共禦善，不畏上帝，群神乃怒，必有譴罰。數八者，次七後也。又云：艮八在東北，艮是止義，艮爲徑路，萬物大出於震，小出於艮，震爲衆男之長，艮爲衆男之少，故應八卦之數。艮既爲止，令止惡就善也，故在東北。故云：肅敬德方，狂僭亂行。

五福六極，數九在南方，五福：壽、富、康寧、攸好德，考終命。壽者，孝悌道德備，然後修神丹，延壽命。富者，德化所及，豐穰無闕。康寧者，國化安寧，長樂無事。攸好德者，論理比類，進善抑惡。考終命者，順時成務，可以壽命，統著善德。六極者，凶短折、疾、憂、惡、貧、弱。凶短折者，斬梟誅裂，大罪也。疾者，榜笞毆擊，疾臥養視也。憂，論作望，兢朝日也。惡，髡肆赭剝，戮辱錮棄也。貧，償贓賦，沒財產也。弱，離邑里，徙邊地，以戒後也。此罪罰之理居後故數九。又云：離既在午，以爲子衝，極則還反，故離最其末，以爲九宮之數，離爲明，人君南面以聽政，象離之明，刑罰須明，故在南方，故云，萬物率盈實也。宮唯有九，不十者，八方與中央，數終於九，上配九天，九星，二十八宿，下配五嶽，四瀆，九州也。《九宮經》言：『一主恒山，二主三江，三主太山，四主淮，五主嵩高，六主河，七主華山，八主濟，九主霍山。』又，一爲冀州，二爲荊州，三爲青州，四爲徐州，五爲豫州，六爲雍州，七爲梁州，八爲兗州，九爲揚州。九州之名，互有改變，《禹貢》九州，卽此配，唐時名同者，以堯命禹治洪水，分九州因而不易，故周虞有十二州，加幽并營，舜以青州越海，分齊爲營州，冀州南北太遠，分衛爲并州，燕以北分置幽州，殷時九州，有幽、營，無青、梁，周官九州，有幽、并，無徐、梁。漢立十二州，增交、益焉。

冀州者，《釋名》云：『冀州取地爲名，有險易，帝王所都。』《太康地記》曰：『冀，近，其氣相近也。』其地自太行東至碣石、王屋、底柱。《禹貢》云：『冀州既載。』《呂氏春秋》云：『兩河之間爲冀州。』正北方。

荊州者，《釋名》云：『荊，警也，南蠻數爲寇逆，州道先強，當警備之也。』其地北據荊山，南及衡山之陽。《禹貢》云：『荊及衡陽惟荊州。』《爾雅》云：『漢南曰荊州。』《呂氏》曰：『荊，楚也。』

青州者，《釋名》云：『青，在東生也。』《太康地記》曰：『少陽色青，歲始事首，即以爲名。』其地東北據海，西距岱。《禹貢》云：『海岱惟青州。』《呂氏》云：『東方海隅青州，齊也。』

徐州者，《釋名》曰：『徐，舒也，土氣舒緩也。』其地東至海，北至岱，南及淮。《禹貢》云：『海岱及淮惟徐州。』《呂氏》云：『泗上爲徐州，魯也。』《爾雅》云：『濟東曰徐州。』

豫州者，《釋名》曰：『豫，在九州之中安豫也。』《太康地記》云：『稟中和之氣，性理安舒。』其地南據荊，北距河。《禹貢》云：『荊河惟豫州。』

《吕氏》云：『河漢之間爲豫州。』《爾雅》云：『河南曰豫州。』

雍州者，《太康地記》云：『雍居西北之位，陽所不至，陰氣壅閼，取以爲名。』其地西據黑水，東距西河。《禹貢》云：『黑水西河惟雍州。』《吕氏》云：『雍州，秦也。』《爾雅》云：『河西曰雍州。』

梁州者，《太康地記》云：『梁者，剛也，取西方金剛之氣，剛強以爲名也。』其地東據華山，西距黑水。《禹貢》曰：『華陽黑水惟梁州。』

兖州者，《釋名》云：『取兖水爲名。』《太康地記》曰：『辨其履信稟貞正之意也。』其地東南據濟，西北距河。《禹貢》曰：『濟河惟兖州。』

揚州者，《釋名》云：『揚州多水，水波揚也。』其地北據淮，東距海。《禹貢》云：『淮海惟揚州。』《吕氏》曰：『揚州，越也。』《爾雅》曰：『江南曰揚州。』

今依九宮之位，冀州正北，在坎宮；荊州西南，在坤宮；青州正東，在震宮；徐州東南，在巽宮；豫州中央，在中宮；雍州西北，在乾宮；梁州正西，在兌宮；兗州東北，在艮宮；揚州正南，在離宮。其位與此解相似。太一以兗州在正北，坎位；青州在東北，艮位；徐州在正東，震位；揚州在東南，巽位；荊州在正南，離位；梁州在西南，坤位；雍州在正西，兌位；冀州在西北，乾位。此並從五行本始之氣。西北亥地，故坎水居之；東北寅地，故震木居之；東南巳地，故離火居之；西南申地，故兌金居之；乾爲金，故從本金位；巽爲木，故從本木位；坤艮俱土，故取地之經，居正南正北。此並依《周禮》職方之始位，雖宮位微移，五行氣一。此九州上對九天分，二十八宿屬焉。《淮南子》云：中央鈞天，數五，其星、角、亢、氐，韓、鄭分。鈞，極也，布極四方，亦曰極天，爲四行主，對中宮豫州。

東方蒼天，數三，其星房、心，尾。房、心，宋分；尾，燕分，東方色青也，對震宮青州。東北變天，數八，其星箕、斗、牛。箕，燕分；斗，吳分；牛，岱分。水之季，陰氣盡，陽始作，萬物將變，對艮宮兗州。北方玄天，數一，其星女、虛、危室。女，越分；虛、危，齊分；室，衛分。水色黑，故云玄天，對坎宮冀州。西北幽天，數六，其星壁、奎、婁。壁，衛分；奎、婁，魯分。金之季，卽太陰幽闇也，對乾宮雍州。西方昊天，數七，其星胃、昴、畢。胃，魯分；畢、昴，趙分。金色白，故曰昊天，對兑宮梁州，西南朱天，數二，其星觜、參、井。觜、參，晉分；井，秦分。居火之季，陽色朱也，對坤宮荊州。南方炎天，數九，其星鬼、柳、星。鬼，秦分也；柳、星，周分也。火性炎上，故曰炎天也，對離宮揚州。東南陽天，數四，其星張、翼、軫。張，周分，翼、軫，楚分。木之季，將卽太陽，故曰陽天也，對巽宮徐州。此九天，亦屬北斗九星之數，故下對九州。炎天數九，屬斗第一樞星，應離宮，對揚州。變天數八，屬斗第二璇星，應艮宮，對兗州。昊天數七，屬斗第三璣星，應兌宮，對梁州。幽天數六，屬斗第四權星，應乾宮，對雍州。鈞天數五，屬斗第五衡星，應中宮，對豫州。陽天數四，屬斗第六開陽星，應巽宮，對徐州。蒼天數三，屬斗第七瑤光星，應震宮，對青州。朱天數二，屬斗第八星，應坤宮，對荊州。玄天數一，屬斗第九星，應坎宮，對冀州。屬斗第八第九二星，陰而不見以其對陰宮也。又郭璞《易占》云：乾一、坤二、震三、巽四、坎五、離六、艮七、兌八，占人及物數皆準此，蓋以父母男女爲次也。此九宮八卦之數。故以備釋。

五行大義卷第二

上儀同三司城陽郡開國公蕭吉撰

第四 論相生就此分爲三段

一者論相生；二者論生死所；三者論四時休王

一者論相生

《經》云：天生一，始於北方水；地生二，始於南方火；人生三，始於東方木；時生四，始于西方金；五行生五，始於中央土。又曰：天始生一者，因一而生天，非天生一也。故云：一生二，二生三，三生萬物。地生二者，亦因二而生地。因三生人，因四生時。五行皆由一而生，數至於五，土最在後，得五而生五行也。五行同出而異時者，出離其親，有所配偶。譬如人生，亦同元氣而生，各出一家，配爲夫妻，化生子息。故五行皆相須而成也。五行同胎而異居，有先後耳。夫五行皆資陰陽氣而生，故云：濡氣生水，溫氣生火，強氣生木，剛氣生金，和氣生土。故知五行同時而起，託義相生。《傳》曰：五行並起，各以名別。然五行既以名別，而更互用事，輪轉休王，故相生也。穎容云：凡五行相生，謂異類相化，如男女異姓，能至繁殖。若以水濟水，不生嘉味。

河間獻王問溫城薰君曰：『孝者，天之經，地之義也，何謂也？』對曰：『天有五行，木火土金水是也。木生火，火生土，土生金，金生水，水生木。木爲春，春主生，夏主長養，秋主收，冬主藏。藏者，冬之所成也。是故父之所生，其子長之。父之所長，其子養之。父之所養，其子成之。

不敢不致如父之意，盡爲人之道也。故五行者，五常也。」

《白虎通》云：『木生火者，木性溫暖，火伏其中，鑽灼而出，故木生火，火生土者，火熱，故能焚木，木焚而成灰，灰卽土也，故火生土。土生金者，金居石，依山津潤而生，聚土成山，山必生石，故土生金。金生水者，少陰之氣潤澤，流津銷金，亦爲水，所以山云而從潤，故金生水。水生木者，因水潤而能生，故水生木也。』《元命苞》云：『陽吐陰化，故水生木也。』《春秋繁露》云：『東方木。木，農之本，司農，五穀畜積，司馬食之，故木生火。火，本朝司馬，尚知，天時形兆未萌，昭然獨見，天下既寧，以安君臣，故火生土也。土，君，當信。因時之威武強禦，以成大理司徒，故土生金。金，尚書義，邊境安寧，寇賊不發，邑無獄訟，則安執法司寇，故金生水。水，執法司寇，尚禮。君臣有位，長幼有序，百工維時，以成歲用。器械既成，以給司農田官，故水生木。』兩說事義雖別，而相生是同。五行各定形，唯火鑽灼方出者，火是大陽之氣，溫故乃生。鑽木出者，還寄託萬物耳。如聖人無名，能理萬物，還以萬物爲名，陽氣至神，故有隱顯。

二者論生死所

五行體別，生死之處不同。遍有十二月、十二辰而出沒。

木，受氣于申，胎於酉，養於戌，生於亥，沐浴於子，冠帶於丑，臨官於寅，王於卯，衰於辰，病於巳，死於午，葬於未。

火，受氣於亥，胎於子，養於丑，生於寅，沐浴於卯，冠帶於辰，臨官於巳，王於午，衰於未，病于申，死於酉，葬於戌。

金，受氣於寅，胎於卯，養於辰，生於巳，沐浴於午，冠帶於未，臨官于申，王於酉，衰於戌，病於亥，死於子，葬於丑。

水，受氣於巳，胎於午，養於未，生於申，沐浴於酉，冠帶於戌，臨官於亥，王於子，衰於丑，病於寅，死於卯，葬於辰。

土，受氣於亥，胎於子，養於丑，寄行於寅，生於卯，沐浴於辰，冠帶於巳，臨官於午，王於未，衰病于申，死於酉，葬於戌，戌是火墓，火是其母，母子不同葬，進行於丑，丑是金墓，金是其子，義又不合，欲還於未，未是木墓，木爲土鬼，不畏敢入，進休就辰，辰是水墓，水爲其妻，於義爲合，遂葬於辰。

昔舜葬蒼梧，二妃不從，故知合葬非古。然季武子云：自周公已來，未之有改。《詩》云：『穀則異室，死則同穴。』蓋以敦其義合，骨肉同歸。水土共墓，正取此也。又以四季釋所理歸於斯。高堂隆以土生於未，盛於戌，壯於丑，終於辰，辰爲水土墓，故辰日不哭，以辰日重喪故也。祖踴之哀，豈待移日，高堂所説，蓋爲浮淺，其生王意，又别是一家。

《五行書》云：『土雖有寄王於火鄉，生於巳，葬於辰，然土分王四季，各有生死之所。辰土，受氣于申、酉，胎於戌，養於亥，生於子，沐浴於丑，冠帶於寅，臨官於卯，王於辰，衰病於巳，死於午，葬於未。未土，受氣於亥、子，胎於丑，養於寅，生於卯，沐浴於辰，冠帶於巳，臨官於午，王於未，衰病于申，死於酉，葬於戌。戌土，受氣於寅卯，胎於辰，養於巳，生於午，沐浴於未，冠帶于申，臨官於酉，王於戌，衰病於亥，死於子，葬於丑。丑土，受氣於巳、午，胎於未，養于申，生於酉，沐浴於戌，冠帶於亥，臨官於子，王於丑，衰病於寅，死於卯，葬於辰。』

《孝經援神契》云：『五行土出，利以給天下。』《龜經》云：『土，木動爲辰土，火動爲未土，金動爲戌土，水動爲丑土。又云：甲乙寅卯爲辰土，丙丁巳午爲未土，庚辛申酉爲戌土，壬癸亥子爲丑土。凡五行之王，各七十二日。土居四季，季十八日，并七十二日，以明土有四方，生死不同。』此蓋卜筮所用。

若論定位王相，及生死之處，皆以季夏六月爲土王之時。《禮記》云：中央土在季夏之後，此則歲之半，處四時之中央。天社、地神、人鬼，又竝在未，坤亦在未，卦主於土。故云：土德於未，終於丑。《易》曰：『西南得朋，東北喪朋。』此則明土王定在於未，墓定在辰也。

五行皆以父母臨官中生者，取其盛壯能生養義，唯金在火中生者，已中有方壯之土，能生金也。金非火不革其形，故金在火位中生，又云，金生鬼中者，金父土戊己，寄治丙丁，父不能獨養，要須母也。金在南方值己火，金得火方化，金化而水生，戊己土有化生之水，則金不畏火，己含水氣，則金之繼母也。五行皆以葬後之月而受氣者，以其死還復生，神氣不絕故也。

三者論四時休王

休王之義，凡有三種：第一，辨五行體休王；第二，論支干休王；第三，論八卦休王。

五行體休王者，春則木王，火相，水休，金囚，土死。夏則火王，土相，木休，水囚，金死。六月則土王，金相，火休，木囚，水死。秋則金王，水相，土休，火囚，木死。冬則水王，木相，金休，土囚，火死。

支干休王者，春則甲乙寅卯王，丙丁巳午相，壬癸亥子休，庚辛申酉囚，戊己辰戌丑未死。夏則丙丁巳午王，戊己辰戌丑未相，甲乙寅卯休，壬癸亥子囚，庚辛申酉死。六月則戊己辰戌丑未王，庚辛申酉相，丙丁巳午休，甲乙寅卯囚，壬癸亥子死。秋則庚辛申酉王，壬癸亥子相，戊己辰戌丑未休，丙丁巳午囚，甲乙寅卯死。冬則壬癸亥子王，甲乙寅卯相，庚辛申酉休，戊己辰戌丑未囚，丙丁巳午死。

八卦休王者，立春艮王，震相，巽胎，離沒，坤死，兑囚，乾廢，坎休。春分震王，巽相，離胎，坤沒，兑死，乾囚，坎廢，艮休。立夏巽王，離相，坤胎，兑沒，乾死，坎囚，艮廢，震休。夏至離王，坤相，兑胎，乾沒，坎死，艮囚，震廢，巽休。立秋坤王，兑相，乾胎，坎沒，艮死，震囚，巽廢，離休。秋分兑王，乾相，坎胎，艮沒，震死，巽囚，離廢，坤休。立冬乾王，坎相，艮胎，震沒，巽死，離囚，坤廢，兑休。冬至坎王，艮相，震胎，巽沒，離死，坤囚，兑廢，乾休。其卦從八節之氣，各四十五日。

凡當王之時，皆以子爲相者，以其子方壯，能助治事也。父母爲休者，以其子當王，氣正盛，父母衰老，不能治事。如堯老委舜以國政也。所畏爲死者，以其身王，能制殺之。所尅者爲囚者，以其子爲相，能囚讎敵也。

柳世隆云：木，王時爲林園竹樹，相時爲葦荻草萊，休時爲椽柱船車，囚時爲薪樵榛梗，死時爲棺槨朽株。火，王時爲陶冶炎光，相時爲燈燭，休時爲煙氣，囚時爲炭燼，死時爲灰。土，王時爲國邑山嶽，相時爲城社丘陵，休時爲田宅，囚時爲牆垣，死時爲糞壤。金，王時爲金玉寶器，相時爲銀銅利刃，休時爲鉛錫犁鋤，囚時爲焦器釜鑊，死時爲沙礫碎鐵。水，王時爲海瀆，相時爲湖澤陂泉，休時爲溝渠，囚時爲酒漿，死時爲枯池涸井。此竝王時氣盛，故爲洪大之物，相時氣劣，其比漸小，休時氣衰，故復轉微之，囚時於惡，所以最下，死時棄不用，故是枯朽之類也。

趙怡云：五行之位，得其方爲盛，得其所畏爲終，故木畏金，甲以女弟乙妻庚，庚得木氣，故木胎于金卿，而生於水中，盛於其方，衰於火卿，火中有生金，故終於未，至西方而木終。以金王也。丙以女弟丁妻壬，壬得火氣，故火胎于水卿，生於木中，盛於其方，衰於金位，至北方而終，以水王也。戊以女弟己妻甲，甲得土氣，故土胎於木卿，而生於火中，盛於其位，衰于水卿，至東方而終。以木王也。庚以女弟辛妻丙，丙得金氣，故金胎火卿，生火位，盛于其方，衰于水卿，至東方而終。有生火也。壬以女弟癸妻戊，戊得水氣，故水胎於土卿，生於金中，盛于其方，衰於木卿，至南方而終，有強土也。更互相生相畏，終始不絕之義也。

第五　論配支幹

支干之義，多所配合，今略論方位及配所。干不獨立，支不虛設，要須配合，以定歲月日時而用。如君臣夫婦，必配合以相成。總而言之，從甲至癸，爲陽，爲干，爲日。從寅至丑，爲陰，爲支，爲辰。別而言之，干則甲丙戊庚壬爲陽，乙丁己辛癸爲陰，支則寅辰午申戌子爲陽，卯巳未酉亥丑爲陰。陽則爲剛、爲君、爲夫、爲上、爲外、爲表、爲動、爲進、爲起、爲仰、爲前、爲左、爲德、爲施、爲開，陰則爲柔、爲臣、爲妻、爲妾、爲財、爲下、爲內、爲裏、爲止、爲退、爲伏、爲俯▲、爲後、爲右、爲刑、爲藏、爲閉。陰陽所擬，例多且略，大綱如此。

甲乙寅卯，木也，位在東方；丙丁巳午，火也，位在南方；戊己辰戌

▲『俯』字宛委別藏本作『位』，根據上下文當作『俯』。

丑未，土也，位在中央，分王四季，寄治丙丁；庚辛申酉，金也，位在西方；壬癸亥子，水也，位在北方；甲爲干首，子爲支初。相配者，太陽之氣，動於黄泉之下，在建子之月，黄鐘之律，爲氣之源。在子，故以子爲先。萬物湊出，於建寅之月，皆以見形，甲屬此月，故以甲爲先。而配子，見者爲陽，故從干。未見者爲陰，故從支。所以用甲子相配，爲六旬之始。干既有十，支有十二，輪轉相配，終於癸亥。故有六十日，十日一旬，故有六旬。一旬盡一甲癸，便以甲配子，盡干，至癸酉便盡干。餘支有戌亥，又起甲配戌，盡干，至癸未。餘支有申酉，又起甲配申，盡干，至癸巳。餘支有午未，又起甲配午，盡干，至癸卯。餘支有辰巳，又起甲配辰，盡干，至癸丑。余支有寅卯，又起甲配寅，盡干，至癸亥。十干有十二支相配周畢，還從甲子起。故六甲輪轉，止六十日。十日一旬，一旬之內，二支無配偶者，爲之孤，所對鍾者，爲之虛。卜筮所云空亡，以支孤無干，故名爲空亡。亡者，无也，无干故亡，所對者全虛，故云空也。算法：横下十二支，位於四方，縱下八干，位於四方，下戊己，位於中央。若甲子旬，取甲干以配子支。如此次第相配，至戊辰，位在中央。土爲四行主，不可移，故取辰支、巳支入中央，配戊己。餘悉以干就支，至戊亥，無干配之，單故爲孤。辰巳之位，支干並無，故名爲虛，其空亡之辰，從五行言之，如甲子旬，無戌亥，水土半空亡，以戌是土，亥是水也，不全無亥子，故云半也。甲戌旬，無申酉，爲金全空亡，以金二支竝無也。甲申旬，無午未，爲火土半空亡，以巳午不全無也。甲午旬無辰巳亦然。甲辰旬，無寅卯，亦云木全空亡。甲寅旬，無子丑，亦水土半空亡，並以二支不俱無也。兵書云：陽生甲子，不足戌亥，仍爲天門；陰生甲午，不足辰巳，仍爲地戶；

陽界甲寅，不足子丑，仍爲鬼門；陰界甲申，不足午未，仍爲人門；陽盛甲辰，卯爲之隔，陰興甲戌，酉爲之隔。此並是六甲之空支也。《春秋元命苞》云：『地不足東南，右動終而入虛門。』此明甲子；孤在戌亥，虛在辰巳也。一干一支爲一日者，以周天三百六十五度四分度之一，日日行一度，故正用一干一支，以主一日也。三旬爲一月者，月日行十三度四分度之一，三旬而周天也。十二月爲一歲者，四時時有三月，生殺之功，備遍十二支也。一歲合三百六十日者，六六三十六，六甲之數也。六甲間兩月之日者，以陰陽奇偶備也，陽者爲奇，陰者爲偶，萬物庶類，吉凶之理，以此彰矣。其支干相配，歲月日時並然。立歲之元，起於上元甲子；立月之元，起甲巳之歲，十一月甲子；立日之元，六旬起自甲子，立時之元，冬夏二至後，得甲巳之日，夜半起甲子。四事皆以甲子爲首也。

其上配九星，下配九州者，《黄帝兵決》云：甲子從北斗魁第一星起，順數至庚午，在第七剛星，至辛未，還從第六星，逆數至丙子，又從第一星。順數盡六甲。

其下配九州者，史書云：甲齊，乙東夷，丙楚，丁南夷，戊魏，己韓，庚秦，辛西夷，壬燕，癸北夷。《漢書五行志》云：甲乙，海外，日月不治；丙丁，江淮海岱；戊己，中州河濟；庚辛，華山以西；壬癸，常山以北。子，周；丑，翟；寅，楚；卯，鄭；辰，邯鄲；巳，衛；午，秦；未，中山；宋；申，齊；酉，魯；戌，越；亥，燕。《龍首經》曰：子，齊，青州；丑，吳，越，揚州；寅，燕，幽州；卯，宋，豫州；辰，晉，兗州；巳，楚，荊州；午，周，三河；未，秦，雍州；申，蜀，益州；酉，梁州；戌，徐州；亥，衛，并州。若地辰之位，《史》、《漢》近之。星次而論，《龍首》爲當。

其配人身，甲乙爲頭，丙丁爲胸脅，戊己爲心腹，庚辛爲股，壬癸爲手足。則子爲頭，丑亥爲胸臂，寅戌爲手，卯酉爲腰脅，辰申爲尻肱，巳未爲脛，午爲足。此皆初爲首，末爲足。

配五藏也，干以甲乙爲肝，丙丁爲心，戊己爲脾，庚辛爲肺，壬癸爲腎也。支以寅卯爲肝，巳午爲心，辰戌丑未爲脾，申酉爲肺，亥子爲腎。此皆從五行配之。又，干以甲乙爲皮毛，丙丁爲爪筋，戊己爲肉，庚辛爲骨，壬癸爲血脈也。支以寅卯爲皮毛，巳午爲爪筋，辰戌丑未爲肉，申酉爲骨，亥子爲血脈也。木生在地上，故爲皮毛，火有猛毅，故爲爪筋；土有持載，故以爲肉；金性堅剛，故爲骨；水本流潤，故是血脈。並支干所配，故以備釋。

第六　論五行相雜（就此分爲三段）

一者論五行體雜；二者論支干雜；三者論方位雜

第一　論五行體雜

凡五行均布，偏在萬有，不可定守一途。今先論五行體雜，但其氣周流，隨事而用，若言不雜，水只應一，何故謂五而爲六？火、金、木、土竝爾，當知生數爲本，成數爲雜，既有雜，故一行當體，卽有五義。如木有曲直。此是木也，木中有火，則是火也，木堪爲兵仗，有擊觸之能，卽是金也，木中有潤，卽是水也，木吐華葉子實，卽是土也。火，外陽，卽是火也，內陰，卽是水也，能殺，卽是金也，能熟，卽是木也，能生，卽是土也。土，能生，卽是土也，能容，卽是水也，能成，卽是木也，能防，即是金也，含陽，即是火也。金，能斷，即是金也，從革，即是木也，含火，即是火也，有汗，即是水也，能生，即是土也。水，外陰，即是水也，内陽，即是火也，含養，即是木也，潤生，即是土也，能殺，即是金也。此皆以義釋。▲一行通有五氣，就事而論，義則不爾。或有或無，質弱者，則體相容；質堅者，則體不相容。金中無木，木中無金，金木以正相害。故水中無火，火中無水，兩法正相害。故水中亦無金，金中有水，木中亦有水，木中亦有火，石中亦有火，而水能生木，則木中有水。水生於金，金中有水，火生於木，木中有水，水復從金生，金中有水，水能生木，木中有火。火尅于金，那得石復有火？此是火性弱，故弱能入堅。而水中無金，是堅不能入弱。木生於水，木中含水，金能生水，金中含水。所以水中無金木者，金木在水中，不得言水體有金木。溼潤在木石中，木石便得有水

「一」字宛委別藏本作「二」，根據意義當作「一」爲是。

義，此亦是弱能入堅，堅不能入弱。炎州有樹，生於火中，此非火能生樹，是火不能燒樹，亦非火在樹中，乃是樹在火中。而體不相雜，無異金在水中，而不能雜水體。亦如海中陰火潛燃，此水中有火，但非水體雜火。此稍涉靈奇，亦非五行常準。又，木中有火，火還燒木。此是生火方盛，故能燒木，石中有火，火不燒石，是火至金鄉，氣已衰，故不能燒石。其以火消金者，亦取其盛，故能爍金。是不取衰火，猶如金能尅木，鉛錫不能斷，此是不堅之金也。土性包含，無所不受，故土中皆備有水金木火。火非直陽氣，猶如范陽地燃，是陰也。土火非相害，雖不恒爾，不得言無。等是四行，何故獨爾？土既居地，地卽是陰，火卽是太陽之氣，故不得恒有也。

第二　論支干雜

支干雜者，《五行書》云：甲以女弟乙嫁庚爲妻，故乙中有雜金。立春木王，甲召乙還，乙懷金氣來，故仲春殺榆莢白也。丙以女弟丁嫁壬爲妻，丁中有雜水。立夏火王，丙召丁還，丁懷水氣來，故仲夏桑椹熟黑也。戊以女弟己嫁甲爲妻，己中有雜木。季夏土王，戊召己還，己懷木氣來，故季夏有果實青也。庚以女弟辛嫁丙爲妻，辛中有雜火。立秋金王，庚召辛還，辛懷火氣來，故仲秋棗熟朱也。壬以女弟癸嫁戊爲妻，癸中有雜土。立冬水王，壬召癸還，癸懷土氣來，故仲冬草木皆黄也。甲丙戊庚壬，爲男剛強，故自有德不雜。乙丁己辛癸，爲女柔弱，不自專，從夫，故有雜。猶出嫁之女，卽稱夫氏，歸寧之日，攜子而來，氏族便雜。《五行十雜》云：『甲爲木，乙爲材，丙爲火，丁爲灰，戊爲土，己爲泥，庚爲金，辛爲爐鍗，壬爲水，癸爲濁汙。』此皆雜義也。寅卯爲木，春懷火，故卯爲純木，寅爲雜木。巳午爲火，夏懷土，故午爲純火，巳爲雜火。申酉爲金，秋懷水，故酉爲純金，申爲雜金。亥子爲水，冬懷木，故子爲純水，亥爲雜水。土居中央，分主四氣，故辰中有餘木，未中有餘火，戌中有餘金，丑中有餘水。各十二日。故四孟爲懷任，生氣之所由；四仲，盛壯之所立；四季，葬送之所在。懷任及葬，皆有雜義。

第三　論方位雜

五行非直性相雜，當方亦有雜義。東方，甲乙寅卯辰。甲，木也，乙中有雜金，寅中有生火，辰，土也，卯中有死水。南方，丙丁巳午未，丙，火也，丁中有雜水，巳中有生金，未，土也，午中有死木。西方，庚辛申酉戌，庚，金也，辛中有雜火，申中有生水，戌，土也，又，酉中有胎木。北方，壬癸亥子丑，壬，水也，癸中有雜土，亥中有生木，子中有胎火，丑中有死金。此竝方别有五行也。寅午戌，火之位也，寅中有生火，在東方，午中有王火，在南方，戌中有死火，在西方。亥卯未，木之位也，亥中有生木，在北方，卯中有王木，在東方，未中有死木，在南方。申子辰，水之位也，申中有生水，在西方，子中有王水，在北方，辰中有死水，在東方。巳酉丑，金之位也，巳中有生金，在南方，酉中有王金，在西方，丑中有死金，在北方。此一行之體，雜在三方也。未辰丑戌，土之位也，未中有王土，辰中有死土，丑中有衰土，戌中有壯土。此土體雜在四方也。趙怡言：『五行相雜，如錦綺焉。』斯言當矣。

第七 論德

德者，得也。有益於物，各隨所欲，無悔悋。故謂之爲德也。《五行書》

云：『若有一德，能攘百災。』凡陰陽用事，遇德爲善，謂之福德，爲有救助，萬事皆吉，災害消亡。德有四德，三者從支干論之，一者從月氣論之。

支干三種者，一曰干德，二曰支德，三曰支干合德。

干德者，甲德自在，乙德在庚，丙德自在，丁德在壬，戊德自在，己德在甲，庚德自在，辛德在丙，壬德自在，癸德在戊。此十干者，甲丙戊庚壬爲陽，尊，故德自處；乙丁己辛癸爲陰，卑，故配德于陽，有從夫之義，所以不自爲德。揚子云：『配日之道，正有五日，甲己爲木，丙辛爲火，戊癸爲土，乙庚爲金，丁壬爲水。陰陽之理，必相配偶，以則君臣夫婦之義，甲爲君，爲夫，己爲臣，爲妻。君位自在，臣位由君，故己德在甲，乙德在庚也，餘四皆然，陰從陽之道。』

支德者，子德在巳，丑德在午，寅德在未，卯德在申，辰德在酉，巳德在戌，午德在亥，未德在子，申德在丑，酉德在寅，戌德在卯，亥德在辰，此皆以其夫生助之所也。子以巳爲德者，子，水也，以土爲夫，巳中有生土，丑以午爲德者，丑，土也，以木爲夫，午中有死木。寅以未爲德者，寅，木也，以金爲夫，未中有冠帶金。卯以申爲德者，卯，木也，以金爲夫，申中有相金。辰以酉爲德者，辰，土也，以木爲夫，酉中有胎木。巳以戌爲德者，巳，火也，以水爲夫，戌中有冠帶水。午以亥爲德者，午，火也，以水爲夫，亥中有相水。未以子爲德者，未，土也，以木爲夫，子中有沐浴木。申以丑爲德者，申，金也，以火爲夫，丑中有養火。酉以寅爲德者，酉，金也，以火爲夫，寅中有生火。戌以卯爲德者，戌，土也，以木爲夫，卯中有王木。亥以辰爲德者，亥，水也，以土爲夫，辰中有死土。或問云：『從夫之義，生者有德，能相和養，故從。死者離背，不能和從，何以死猶爲德？』答曰：『婦無再醮，一降適人，便稱夫氏，雖死猶從其族，豈得生而稱之，死便捨棄。』故陰之從陽，生死常存。

支干合德者，子德在甲，丑德在辛，寅德在丙，卯德在丁，辰德在庚，巳德在己，午德在戊，未德在辛，申德在壬，酉德在癸，戌德在庚，亥德在乙。此皆從子爲德也，謂子能扶助其母，有孝養之性，以爲德也。凡干爲陽，支爲陰，陽體剛強自在，陰體柔順從陽。婦人有三從之禮，每無自專之義，夫死從子，故以子爲德。若有支干，各自爲德，皆從其夫，既今支干共爲德，故離其夫位，故便從子也。子德，在甲者，水爲木母故也。例皆如之。

一從月氣爲德者，德不孤立，對之以刑。德爲陽以從乾，刑爲陰以從坤。亦如人之治政，刑德兩施，德有慶賜爵賞，所以配陽，刑有殺罰削奪，所以配陰。故王者日蝕則脩德，月蝕則脩刑。董仲舒《春秋繁露》云：『天道之常，一陽一陰。陽者天之德，陰者天之刑。陰陽以終歲之行，以觀天之所親任，可以見德刑之用矣。然天之任陽不任陰，好德不好刑。故陽出而積於夏，任德以歲事，陰出而積於冬，錯刑以空處也。』太公云：『人主舉事善，則天應之以德；惡，則天應之以刑。』此並陰陽相對，德不獨治，須偶之以刑也。從乾坤二卦之氣者，十月坤卦用事，自十一月而陽氣動，陰爻變。四月乾卦用事，自五月而陰氣動，陽爻變，故黃鐘蕤賓，陰陽之氣始也，德刑在焉。建子之月，坤初六爻變爲陽，復卦用事。陽氣動於黃泉之下，陰氣布在蒼天之上，爲德在室，而刑在野。建丑之月，坤六二爻變爲陽，臨卦用事，陽氣稍出，萬物萌芽，陰氣將降，威怒已衰。爲德在堂，而刑在街。建寅之月，坤六三爻變爲陽，泰卦用事，陽氣已達，陰氣降入，陰陽交泰，萬物抽其牙葉，爲德在庭，而刑在巷。建卯之月，坤六四爻變爲陽，大壯卦用事，陽氣上騰乎天，陰氣下入乎地，陰陽氣交，萬物成出，德刑俱會於門。建辰之月，坤六五爻變爲陽，夬卦用事，陽氣上達，陰氣衰微，爲德在巷，而刑在庭。建巳之月，坤上六爻變爲陽，純陽用事，陽氣大盛，陰氣消除，萬物悅壯，無復刑殺，爲德在街，而刑在堂。建午之月，乾初九爻變爲陰，遘卦用事，陰氣動於黃泉之下，陽氣布於蒼天之上，爲德在野，而刑在室。建未之月，乾九二爻變爲陰，遁卦用事，陰氣稍升，陽氣將損，萬物壯極，皆以衰老，爲德在街，而刑在堂。建申之月，乾九三爻變爲陰，否卦用事，陽氣沈退，陰氣進升，陰陽否隔，殺威方盛，爲德在巷，而刑在庭。建酉之月，乾九四爻變爲陰，觀卦用事，陽氣内入，陰氣外施，陰陽合爭，萬物變衰，爲德在門，刑復會於門。建戌之月，乾九五爻變爲陰，剝卦用事，陽氣將盡，陰氣上達，萬物枯悴，殺害盛行，爲德在庭，而刑在巷。建亥之月，乾上九爻變爲陰，純坤復位，陽氣消除，陰氣大盛，萬物收藏，未見刑犯，爲德在堂，而刑在街。此刑德二事，出入向趣，皆以用之，彌忘拙鑿，遇德則吉，逢刑則凶，故於此釋。

第八 論合

孔子曰：乾，陽也，坤，陰也。陰陽合德，五行之本。受生於天，則受成於地。稟氣于陽，定形于陰。體無偏立，故各有合。總而言之，干爲陽，屬天，支爲地，屬陰。別而言之，干自有陰陽，甲陽，乙陰，丙陽，丁陰，戊陽，己陰，庚陽，辛陰，壬陽，癸陰。支亦自有陰陽，子陽，丑陰，寅陽，卯陰，辰陽，巳陰，午陽，未陰，申陽，酉陰，戌陽，亥陰。各象天地，而自相配合，有夫婦之道。

干合者，己爲甲妻，故甲與己合；辛爲丙妻，故丙與辛合；癸爲戊妻，故癸與戊合；乙爲庚妻，故乙與庚合；丁爲壬妻，故壬與丁合。《季氏陰陽説》曰：『木八畏庚九，故以妹乙妻庚，庚氣在秋，和以木氣，是以薺麥當秋而生，所謂妻來之義。火七畏壬六，故以妹丁妻壬，壬得火熱氣，故款冬當冬而華，金九畏丙七，故以妹辛妻丙，丙得金氣，故首夏靡草薺麥死，故夏至之後，三庚爲伏，以畏火也。土五畏甲八，故以妹己妻甲，土帶陰陽，合以雌嫁木，故能生物也。水六畏土五，故以妹癸妻戊，五行相和，是其合也。』

支合者，日月行次之所合也。正月，日月會於諏訾之次，諏訾，亥也，一名豕韋，斗建在寅，故寅與亥合。二月，日月會于降婁之次，降婁，戌也，斗建在卯，故卯與戌合。三月，日月會于大梁之次，大梁，酉也，斗建在辰，故辰與酉合。四月，日月會於實沈之次，實沈，申也，斗建在巳，故巳與申合。五月，日月會於鶉首之次，鶉首，未也，斗建在午，故午與未合。六月，日月會於鶉火之次，鶉火，午也，斗建在未，故未與午合。七月，日月會於鶉尾之次，鶉尾，巳也，斗建在申，故申與巳合。八月，日月會于壽星之次，壽星，辰也，斗建在酉，故酉與辰合。九月，日月會於大火之次，大火，卯也，斗建在戌，故戌與卯合。十月，日月會於析木之次，析木，寅也，斗建在亥，故亥與寅合。十一月，日月會于星紀之次，星紀，丑也，斗建在子，故子與丑合。十二月，日月會于玄枵之次，玄枵，子也，一名天黿，斗建在丑，故丑與子合。玄枵者，玄，黑也，枵，秏也，陰氣盛，故萬物始動，猶未出生，天下空虛，謂之曰秏。星紀者，紀，統也，領萬物所終始也，析木者，萬物始萌，分别水木也。大火者，東方木也，心宿在卯，火出木心也。壽星者，萬物始達，各任其命也。鶉尾者，南方朱雀之宿，以軫尾也。鶉火者，陽氣盛大，火星昏中，在七星朱鳥之處也。鶉首者，南方之宿，其形象鳥，以井爲冠，以柳爲口也。實沈者，陰氣沉重，降實於物也。大梁者，強也，白露已降，萬物堅強也。降婁者，降，下也，婁，曲也，陰氣上侵，萬物萎曲也。諏訾者，陰盛陽伏，萬物愁哀也。

凡陰陽相配，善惡理均，凶不全凶，吉不獨吉，吉終則凶，凶終則吉，故合不專合，復有離義。就支干配日辰，乃有五合，五離。五合者，《河圖》云：『甲寅乙卯天地合，丙寅丁卯日月合，戊寅己卯人民合，庚寅辛卯金石合，壬寅癸卯江河合。五離者，甲申乙酉天地離，甲申丁酉日月離，戊申己酉人民離，庚申辛酉金石離，壬申癸酉江河離。』寅卯，陽之所昇，能生萬物。日常出之，月滿又出，東方少陽生長之處，物所欣會，故以爲合。申酉，陰之所湊，肅殺之方。日月皆沒於其所，西方少陰衰老之處，物之所惡，故以爲離。甲乙日干之首，卦屬乾坤，故比天地。丙丁陽光之盛，故方日月。戊己居中，能成萬物，故類人民。庚辛體自金石，壬癸居然江河。凡爲萬事，吉則從合，凶則從離。遇合則休，值離則否。選日定時，卜筮之用，彌所用也。

第九　論扶抑

扶者，以輔助爲義，抑者，以止退立名。五行既成，盛衰有時，尊卑代易，故有相扶抑之義，其相遇也。母得子爲扶，子遇母爲抑。子有孝養順助之理，所以爲扶，母有尊嚴訓制之道，所以爲抑。

相扶者，木扶水，水扶金，金扶土，土扶火，火扶木，此皆母得子，相抑者，木抑火，火抑土，土抑金，金抑水，水抑木，此皆子遇母也。

柳世隆《龜經》云：『扶者壽，抑者否；扶者起，抑者止；扶者仰，抑者俛；扶者進，抑者退；扶者行，抑者停；扶者吉，抑者凶。』就此又須消息，凡父母有氣爲真，父母無氣爲宗廟鬼神，有氣爲兒子福助，無氣爲財帛功德。所以扶者必善，抑者爲惡。生王之時，則爲有氣，死沒之時，則是無氣。有氣無氣，復有二種。若遇合德，雖抑非害，若逢刑尅，爲凶更重之。

問曰：母之於子，訓制之道，謂之爲凶，此未可解。尊嚴訓制，教以義方，欲其成人，何爲反惡？答曰：前解已有二種，若遇一德合，雖抑非害，有氣爲真父母，此是欲其成人，雖然當訓之時，於子交不遂心，亦是留礙，況逢刑尅，舜之至孝，尚大杖則逃，王祥扣冰，孟宗泣筝，此豈是義方之教。無氣爲鬼神者，鬼神之來，多欲爲祟，禱請祈求，乃可致福。此否抑而何？問曰：解云，有氣爲父母，無氣爲鬼神者，此亦有疑。夫鬼神雖居幽微，猶是有物，精靈感通，禍福斯應。若云無者，宗廟饗祀，何所依憑？答曰：所言有無者，正論生死，生則形存爲有，死則氣散爲無。不語幽微，何足疑也。問曰：若如此解，死則爲無，無何所慮，而能爲抑？答曰：鬼神雖無形質可見，而有善惡可求，故能爲抑。問曰：若能爲抑，便是有義。答曰：就抑則有，語形則無，今解無也。就氣而論，非是全無，但無王相之氣，而有死沒之氣。王相氣來則吉，死沒氣來則凶，所言無氣者，無王相氣耳。

第十　論相尅

五行雖爲君臣父子，生王不同，逐忌相尅。尅者，制罰爲義，以其力强能制弱，故木尅土，土尅水，水尅火，火尅金，金尅木。

《白虎通》云：『木尅土者，專勝散；土尅水者，實勝虛；水尅火者，衆勝寡；火尅金者，精勝堅；金尅木者，剛勝柔。』《春秋繁露》云：『木者，農也，農人不順如叛，司徒誅其率正矣，故金勝木。火者，本朝有讒邪，熒惑其君，法則誅之，故水勝火。土者，君大奢侈，過度失禮，民叛之窮，故木勝土。金者，司徒弱，不能使衆，則司馬誅之，故火勝金。水者，執法阿黨不平，則司寇誅之，故土勝水。』勝者爲君，爲夫，爲官，爲吏，爲鬼。負者爲臣，爲妻，爲財。君以威嚴尊高，夫以德義隆重，官以能有賞伐，吏以刑法裁斷，鬼以克殺病喪，並爲勝者也。臣以畏伏其上，妻以敬從其夫，財以休彼制用，並爲負者。凡上尅下爲順，下尅上爲剝。喻如君有刑臣之法，臣無犯君之義；父有訓子之道，子之無教父之方。所以上之尅下，順理而行，下之尅上，乖理而尅。故《白虎通》云：『陽爲君，陰爲臣。』水以太陰之氣，制太陽之火，金以少陰之氣，制少陽之木。喻如失道之君，若殷湯放桀，周武伐紂，此皆誅有罪也。凡卜筮，得其所克者凶，得所受制者吉。五行之道，子能拯父之難，故金往尅木；火復其讎，火既消金，水雪其恥。然當衰氣者，反爲王者所制，如鼎鑊中水，爲火所煎。

《白虎通》云：『火熱水冷，有溫水，無寒火何？』明臣可爲君，君不可爲臣。火煎水爲湯者，不改其形，但變其名也。水滅火爲炭者，形名俱盡也。亦如君被廢而不存，臣有罪而退職也。五行相克，木穿土不毀，火燒金不毁者，皆陽氣仁，好生故也。金伐木犯，水滅火犯者，陰氣貪，好殺故也。至如山崩川竭，木石爲災，天火下流，人火上燎，水旱鬲並，風霜爲害，此並失政於人，天地作譴，爲五行相沴者。乖沴不和之義，以其氣沖相沴，不名尅也。沴，亦廢也，於木則南宫極震，於水則三川竭，於火則宫室災，于金則九鼎震，于土則齊楚山崩。木金水火俱沴土者，地動分拆是也。故五行氣沖，而有六沴，大概如斯。

第十一　論刑

夫刑者，殺罰爲名。自是刑於不義，非故相刑也。五行各在一方，寒暑推移，應時而動，不失其節，各不犯，各無應獨受刑者。但須用之不嚴而治，不可棄而不用，故皆還相刑，如以金治金，則成其器，以人治人，則成國政。《呂氏春秋》云：『刑罰不可偃于國，笞怒不可廢於家。故五刑之屬三千，莫不本乎五行。』

《周書》曰：『因五行相尅，而作五刑。墨、劓、剕、宫、大辟是也。』火能變金色，故墨以變其肉；金能尅木，故剕以去其骨節；木能尅土，故劓以去其鼻；土能塞水，故宫以斷其淫泆；水能滅火，故大辟以絕其生命。至于漢文，去其肉刑，代之以鞭笞，其後梟斬流絞之徒，並不越其五數。《尚書》云：『流宥五刑。』又，五流相去各五百里，鞭笞之數，起自於十，積而至百，亦依十干之數。《尚書·刑德考》云：『大辟象天刑，罰贖之數三千，應天地人。』日辰支干之刑，亦有三種。故天地人之刑，其揆一也。三種者，一支自相刑，二支刑在干，三干刑在支。

支自相刑者，子刑在卯，卯刑在子，丑刑在戌，戌刑在未，未刑在丑；寅刑在巳，巳刑在申，申刑在寅，辰午酉亥各自刑。《漢書》翼奉奏事云：『木落歸本。』故亥卯未木之位，刑在北方。亥自刑，卯刑在子，未刑在丑，水流向末，故申子辰水之位，刑在東方。申刑在寅，子刑在卯，辰自刑，金剛火強，各還其鄉。故巳酉丑金之位，刑在西方。巳刑在申，酉自刑，丑刑在戌，寅午戌火之位，刑在南方。寅刑在巳，午自刑，戌刑在未。

干刑支者，寅刑在庚，卯刑在辛，辰刑在甲，巳刑在癸，午刑在壬，未刑在乙，申刑在丙，酉刑在丁，戌刑在甲，亥刑在己，子刑在戊，丑刑在乙。

支刑干者，甲刑在申，乙刑在酉，丙刑在子，丁刑在亥，戊刑在寅，己刑在卯，庚刑在午，辛刑在巳，壬刑在辰戌，癸刑在丑未，此竝以所勝爲刑也。

凡卜筮所用，遇刑非善。然所求之事，非刑不獲。史蘇《龜經》云：『當成不成，視兆相刑。』又問云：『六合是吉，而巳申相尅者何？』答曰：『金帶水生火中，火爲金鬼。水爲火鬼，金共水生火中，則是鬼母子身。申是金位，兼復懷水，巳是火位，復有生金。還相讎，故以爲刑也。』然刑有上下，寅刑在巳者，巳爲刑上，寅爲刑下，餘例悉爾。故兵書云：刑上風來，坐者急起，行者急住，卽此謂也，云三刑者，如寅刑在巳，巳刑在申，寅日申時，巳上起風，或巳上見妖，謂之三刑也。他亦效此。別有從氣爲刑，與德相對者。巳從前解，故不重釋。

第十一　論害

相害者，逆行相逢於十二辰，兩兩相害，名爲六害。戌與酉，亥與申，子與未，丑與午，寅與巳，卯與辰，是六害也，是殺傷之義。今此六害，或是君臣父子，或是夫妻，理不應害。《孝經》云：『不愛其親，而愛他人者，謂之悖德。』既違其慈愛之性，故有怒戮之理。五行所惡，其在破衝。今之相害，以與破衝合。故父失其慈，子違其孝，妻不敬順，夫棄和同，竝合讎忿，理成相害。至如命待熊蹯，饑探雀鷇，重耳外奔，申生賜盡，河內則夫婦相殘，塞外則君臣殺奪，此豈非害乎。辰卯爲害者，卯與戌合，戌破於辰，辰土爲卯木妻，戌辰爲讎。卯與戌合，便是棄辰。與酉合，酉衝破卯，辰爲卯妻，酉爲卯讎。辰與酉合，酉能尅卯。婦奸外夫，殺本夫之象也。巳與申合，申衝於寅，巳爲寅子，申能克寅，巳與申合，子有逆行。丑午相害者，丑與子合，子衝破午，午與未合，未破於丑，亦是父子相害義也。未子相害者，未與午合，午衝破子，未土爲君，子水爲臣，午火爲子水之財，君以財害臣之象也。子與丑合，丑破於未，丑又是土，子與丑合，欲引外君，共害其主，此則臣有逃亡之象也。申亥相害者，亥與寅合，寅衝于申，申與巳合，巳衝於亥，亦是父子相害義也。

夫相生不必相生，相害不必相害，猶如火能燒物，遂有炎洲之火，而不能燒物。水能潤長，洪潦暴至，亦使草樹芸黄，此是相生反相害，相害反相生者。鑽木得火，而雲雨掣電，相因而有，此是相害反相生也。水本害火，膏油漬注，燈火益明，亦是相害反相生也，陰陽五行，萬物所存。吉凶之應，各以其類言之，或吉中有凶，凶中有吉，凶則視其所救，吉則觀其所害。凶而有救，不至於禍，吉而有害，不及于慶，純凶則禍大，純吉則福深。如丑午相害，以子衝破午，子有王水，此爲純凶。未破於丑，丑有欲相之木，能制未土，爲有救也。未子相害，午衝破於子，子是王水，水制午火，爲凶中有吉。子與丑合，丑土反制子水，即是吉中有凶。生害之義例皆如斯。

第十三　論衝破

衝破者，以其氣相格對也，衝氣爲輕，破氣爲重。支干各自相對，故各有衝破也。

干衝破者。甲庚衝破，乙辛衝破，丙壬衝破，丁癸衝破。戊壬，甲戊，乙己，亦衝破。此皆對衝破，亦本體相尅，彌爲重也。

支衝破者，子午衝破，丑未衝破，寅申衝破，卯酉衝破，辰戌衝破，巳亥衝破，此亦取相對，其輕重皆以死生言之。四孟有生而無死，直衝而不破。四季有死而無生，直破而無衝。四仲死生俱興，故竝有衝破。四孟有生無死，直有衝無破者。寅有生火，巳有生金，申有生水，亥有生木也。四仲死生俱有者，卯有王木死水，午有王火死木，酉有王金死火，子有王水死金。四季有死而無生者，辰有死水，未有死木，戌有死火，丑有死金，死氣則重，故能破，生氣則輕，故相衝。又復甲往向庚爲衡，庚往向甲爲破，以強者制弱也。其衝破，皆以對位抗衡最爲不善。又，互向對衝之地，我當在庚，令敵居甲，以強制弱故也。

問曰：沴氣是相衝而爲，今解衝破，而不喚爲沴，此未可解。答曰：

五行相沴，因事變重，非是常然，有罸則見，無災則止，今之所解，直是支干之位，常自格對，剛柔相衝，非問變異，寧得稱爾矣。

五行大義卷第三

上儀同三司城陽郡開國公蕭吉撰

第十四　論雜配就此分爲六段

一者論配五色；二者論配音聲；三者論配氣味；四者論配藏府；五者論配五常；六者論配五事

第一　論配五色

《左氏傳》子產曰：『發爲五色』。蔡伯喈云：『通眼者爲五色。』《黃帝素問》曰：『草性有五。』章爲五色者，東方木爲蒼色，萬物發生夷柔之色也；南方火爲赤色，以象盛陽炎焰之狀也；中央土黃色，黃者，地之色也，故曰：『天玄而地黃』；西方金色白，秋爲殺氣，白露爲霜，白者，喪之象也；北方水色黑，遠望闇然，陰闇之象也，溟海淼邈，玄闇無窮，水爲太陰之物，故陰闇也。《孝經援神契》言：『土之精黃，木之精青，火之精赤，金之精白，水之精黑。』《春秋考異郵》云：『北狄之氣生幽都，色黑，如群畜穹閭；南夷之氣生交趾，色赤，聚隅如旛旗鳥類；東夷之氣生萊柱，色蒼，搔撒布散，如林木；西夷之氣生沙丘，色白，鋒積如刀刃之浮；中央土會色黃，如城郭之形，黃氣四塞，土精舒。』此五者爲正色，其變色亦五。潁子嚴《春秋釋例》曰：經有赤狄，白狄，然則東青，北黑，中黃，皆正色也。土戊畏於木，故以妹己妻甲，以黃入於青，故東方間色綠也。《詩》云：『綠兮衣兮』，刺間色亂正色也。金庚畏於火，故以妹辛妻于丙，以白入於赤，故南方間色紅。《論語·鄉黨》曰：『紅紫不以爲褻服。』木甲畏于金，故以妹乙妻庚，以青入於白，故西方間色縹也。火丙畏于水，故以妹丁妻壬，以赤入于黑，故北方間色紫也。孔子曰：『惡紫之奪朱也。』水壬畏於土，故以妹癸妻戊，以黑入于黄，故中央間色驪黄。《五行書》云：『甲爲青，己爲緑，丙爲赤，辛爲紅，庚爲白，乙爲縹，壬爲黑，丁爲紫，戊爲黄，癸爲驪黄』，此皆夫爲本色，妻爲雜色也。

柳世隆云：『八卦各有其色，震爲青，離爲赤，兑爲白，坎爲黑，此皆當方正色。乾爲紫，艮爲紅，巽爲緑，坤爲黄，此並間色也。坤取未土之正色。』《甲乙經》云：『青如翠羽，黑如烏羽，赤如雞冠，黄如蟹腹，白如豕膏，此五色爲生氣見。青如草滋，黑如水苔，黄如枳實，赤如衃血，白如枯骨，此五色爲死氣見。』《相經》曰：『青氣初來，如麥生；盛王之時，如樹葉青；欲去之時，如水上苔。赤氣初來，如赭柱；盛王之時，如朱丹；

欲去之時，如乾血。黃氣初來，如蠶吐絲；盛王之時，如博基；欲去之時，如枯葉。白氣初來之時，如璽璧；盛王之時，如粉上光；欲去之時，如鮮錢。黑氣初來之時，如死馬肝；盛王之時，如漆光；欲去之時，如苔垢。』《禮記》曰：『君子縗絰，則有哀色；端冕，則有敬色；甲胄，則有不可犯之色。』《大戴禮》云：『孔子曰：君子有三色焉：顯然怡樂，鐘鼓之色；意氣沈靜，憂喪之色；忿然競動，兵革之色。』《大戴禮．觀人篇》云：『人有五性：喜、怒、欲、懼、憂。喜氣內畜，雖欲隱，陽喜必見。四氣皆然。五氣誠在乎中，發形於外，人情不可隱也。喜色猶然以出，怒色怫然以侮，欲色然憮以愉，懼色薄然以下，憂悲之色，瞿然以靜，盛智必有難盡之色，盛仁必有可尊之色，盛勇必有難懾之色，盛忠必有可親之色，誠潔必有難汙之色，聲真必有可信之色，其質色皓然，因▲以安。偽色蔓然，亂以煩。』夫喜色則黃，

『因』字疑爲『固』之訛字。

怒色則赤，憂色則青，喪色則白，哀色則黑，此皆五常之色，動于五藏，而見於外，隨其善惡盛衰之應也。君子所觀，故於此釋。

第二　論配聲音

子產曰：『章爲五聲。』蔡伯喈云：『通於耳者爲聲。青作角聲，白作商聲，黑作羽聲，赤作徵聲，黄作宫聲。』

《律曆志》云：『角者，觸也，陽氣蠢動，萬物觸地而生也；徵者，祉也，萬物大盛蕃祉也；宫者，中也，居中央，暢四方，唱始施生，爲四聲之經；商者，章也，物成章明也；羽者，宇也，物藏聚萃，宇覆之也。』

《樂緯》云：『春氣和，則角聲調；夏氣和，則徵聲調；季夏氣和，則宫聲調；秋氣和，則商聲調；冬氣和，則羽聲調。』《樂記》曰：『宫爲君，故宫亂則荒，其君驕；商爲臣，商亂則陂，其臣壞；徵爲事，徵亂則哀，其事勤；羽爲物，羽亂則危，其財匱；角爲民，角亂則憂，其民怨。五者不亂，則天下和平，無弊敗之音。』

《素問》云：『木音角，在聲爲呼；火音徵，在聲爲笑；土音宫，在聲爲歌；金音商，在聲爲哭；水音羽，在聲爲呻。』

《樂記》曰：『樂者，音之所由生，其本在人心之感於物。是故哀心感者，其聲噍以殺；樂心感者，其聲嘽以緩；喜心感者，其聲發以散；怒心感者，其聲粗以勵；貞心感者，其聲直以廉；愛心感者，其聲和以婉。六者非性也。感於物而後動，審聲以知音，審音以知樂，審樂以知政，而治道備矣。』故《詩序》曰：『聲成文謂之音。治世之音安以樂，其政和；亂世之音怨以怒，其政乖；亡國之音哀以思，其民困。』《大戴禮·觀人篇》云：『誠在其中，必見諸外。以其見，占其隱。以其細，占其大。聲象其實，氣初生物，物生有聲，聲有剛柔清濁，好惡，咸發於聲。故心氣嘩誕者，其聲流散；心氣順信者，其聲順節；心氣鄙戾者，其聲腥醜；心氣寬柔者，其聲溫和。故聖人聽其聲，觀其色，知其善惡。夫獨發者謂之聲，合和者謂之音。』《毛詩序》云：『聲成文謂之音，故因五聲而有八音。』《樂緯》云：『物以三成，以五立，三與五如八，故音以八。八音，金、石、絲、竹、土、木、匏、革。以發宮、商、角、徵、羽也。金爲鍾，石爲磬，絲爲弦，竹爲管，土爲塤，木爲柷圉，匏爲笙，革爲鼓，鼓主震，笙主巽，柷圉主乾，塤主艮，管主坎，弦主離，磬主坤，鍾主兌。』《樂緯·汁圖征篇》云：『坎主冬至，宮者，君之象，人有君，然後萬物成，氣有黃鍾之宮，然後萬物調，所以始正天下也，能與天地同儀，神明合德者，則七始八終，各得其宜，而天子穆穆，四方取始，故樂用管；艮主立春，陽氣始出，言雷動百里，聖人授民田，亦不過百畝，此天地之分，黄鍾之度九，而調八音，故聖人以九頃成八家，上農夫食九口，中者七口，下者五口，是爲富者不足以奢，貧者無饑餒之憂，三年餘一年之蓄，九年餘三年之蓄，此黄鍾之所成，以消息之和，故樂用塤；震主春分，天地陰陽分均，故聖王法承天，以立五均，五均者，六律調五聲之均也，音至眾也，聲不過五，物至蕃也，均不過五，爲富者慮貧，強者不侵弱，智者不詐愚，市無二價，萬物同均，四時當得，公家有餘，恩及天下，與天地同德，故樂用鼓；巽主立夏，言萬物長短各有差，故聖王法承天，以法授事焉。尊卑各有等，於士則義讓有禮，君臣有差，上下皆次，治道行，故樂用笙；離主夏至，陽始下陰，又成物，故聖王法承天，以法授衣服制度，所以明禮義，顯貴賤，明燭其德，卒之以度，則女功有差，男行有禮，故樂用弦；坤主立秋，陽氣方入，陰氣用事，昆蟲首穴欲蟄，故聖王法之，授宮室度量，又章制有宜，大小有法，貴賤有差，上下有順，故樂用磬；兑主秋分，天地萬物人功皆以定，故聖王法承天，以定爵禄，爵禄者不過其能，宮爲君，商爲臣，商，章也，言臣章明君之功德，尊卑有位，位有物，物有宜，功成者爵賞，功敗者刑罰，故樂用鍾；乾主立冬，陰陽終而復始，萬物死而復蘇，故聖王法承天，以制刑法，誅一動千，殺一感萬，使死者不恨，生者不怨，故樂用柷梧。

《國語》曰：『瓦絲琴瑟尚宮，鍾金尚羽，石尚角，匏竹尚徵，革木尚商。呂以和樂，律以平聲，金石以動之，絲竹以行之，歌以詠之，匏以宣之，瓦以贊之，革木以節之，物得其常曰樂，所奪曰擊，相保曰和，細大不踰曰平。』瓦絲皆大也，故尚宮，子母相應之道。鍾金尚羽亦然。石尚角者，石，金也，與角爲牝杜相和之義。匏，土也。竹，木也。尚徵，亦子母相應也。革木俱角，尚商，亦以牝杜相和也。宮聲，和以舒，其和博以柔，動脾；商聲散以明，其和溫以虛，動肺；角聲防以約，其和靜以清，動肝；徵聲敗以疾，其和平以均，動心；羽聲疾以虛，其和短以散，動腎。

《黃帝兵決》云：『兩敵相當，使人去敵營一百二十步，以管注耳聽之，聞隆隆如車，如雷，如鼓聲者，宮也，其將寬和有信；聞金石相和，轟轟擊攻，如鍾磬霹靂聲者，商也。其將威怒好殺，宜數忿之；聞如奔馬炎炮掣裂聲者，徵也，其將猛烈勇敢，難與爭鋒；聞肅肅習習，如動樹木，如人呼愁愁聲者，角也，其將仁恕不可欺；聞滔滔如流水揚波，激氣相笑聲者，羽也，其將貪冒多姧謀。審此五音，以知敵性。候風之聲，亦皆如之。』此竝論音聲之狀，故以備釋。

第三 論配氣味

子産云：『氣爲五味。』鄭玄云：『通口者爲五味，通鼻者爲五臭。』《禮記·月令》云：『春之日，其味酸，其臭膻，』木之臭味也。《説文》云：『膻者，羊臭。』春物氣與羊相類。木所以酸者，象東方萬物之生。酸者，鑽也，言萬物鑽地而出生，五味得酸乃達也。《元命苞》云：『酸之言端也，氣始生，專心自端也。』《禮記》云：『夏之日，其味苦，其臭焦。』火所以苦者，南方主長養也。苦者，所以長養之。五味須苦，乃以養之。《元命苞》云：『苦者，勤苦乃能養也。』《方言》：『苦，快也，臭焦者，陽氣蒸動，燎火之氣也。』許慎云：『焦者，火燒物，有焦燃之氣。』夏氣同也。《禮記》云：『季夏之日，其味甘，其臭香。』土味所以甘者也，中央，中和也，甘，美也。《元命苞》云：甘者，食常言安其味也。甘味爲五味之主，猶土之和成於四行也。臭香者，土之氣，香爲主也。』許慎云：『土得其中和之氣，故香。』

《禮記》云：『秋之日，其臭腥，其味辛。』西方殺氣腥也。許慎云：『未熟之氣腥也，西方金之氣象此。味辛者，物得辛乃萎殺也。亦云：『故新之辛也。故物皆盡，新物已成，故云新。』《元命苞》云：『陰害故辛，殺義故辛刺，陰氣使其然也。』

《禮記》云：『冬之日，其味鹹，其臭朽。』朽者，水之氣也，若有若無，言氣微也。亦云：水者，受垢濁，故其臭腐朽也。許慎云：『朽爛之氣』，北方氣同此。味鹹者，北方物鹹，所以堅之也。猶五味得鹹乃堅也。許慎云：『鹹者，銜也。』《元命苞》云：『鹹者，鎌。鎌，清也。至寒之氣，故使其清而鹹。』

鄭玄云：『五味，醯酸，酒苦，蜜甘，薑辛，鹽鹹。』《黄帝甲乙經》言：『穀則米甘，麻酸，大豆鹹，麥苦，黍辛。』一云：稻米辛。菓則棗甘，李酸，栗鹹，杏苦，桃辛；菜則葵甘，韮酸，藿鹹，薤苦，葱辛；畜則牛甘，犬酸，彘鹹，羊苦，雞辛。《本草》云：『石則玉甘，金辛，雄黄苦，曾青酸，赤石脂鹹。草則茯苓甘，桂心辛，天門冬苦，五味子酸，玄参鹹。蟲則蜚零甘，蚿蛔辛，蛇蚺苦，伊威酸，蜥蜴鹹。藥食之物例多，且舉大略配五味如此，皆是五行氣所生，氣有偏，故其味則别。

總而言之，五穀則芒以配木，散以配火，房以配金，莢以配水，萃以配土。芒，大小麥之屬；散，穈黍之屬；房，胡麻之屬；莢，大小豆之屬；萃，稷粟之屬。芒者，取其鋒芒纖長，象木生出地，如鋒芒也；散，舒也，象火氣溫暖，物舒散也；房，方也，象金裁割，體方正也；莢，狹也，象水流長而狹也；萃，聚也，象萬物皆聚於土，乃爲用也。五菓則子以配木，核以配火，皮以配金，殼以配水，房以配土。子，梨棕之屬；核，桃李之屬；皮，柑橘之屬；殼，胡桃栗之屬；房，蒲陶之屬。子取其含潤，如木生光潤，子實茂盛；核取其在肉内不堪食，如火陰在内，無所堪容；皮取其厚急，如金氣衰老，物至西方而急縮也；殼取其肉在内堪食，如水陽在内，堪能容納也；房取其結聚如土，物皆聚也。此則總論，穀菓以配五味，則略如前釋。

《月令》云：『春食麥與羊』，麥有孚甲，故屬木，羊火畜，春氣猶寒，以此安性；夏食菽與雞，菽有孚甲而堅，合于水，鷄屬木畜，故爲熱時所食；中央食稷與牛，稷是穀之長，牛是土畜，以其甘和，故象于時；秋食麻與犬，麻屬金，犬亦金畜，故從秋也；冬食黍與豕，黍舒散屬火，豕水畜，兼其水火，以爲冬食。此之五食，義有不同。春猶寒，食溫，夏方熱，食寒，此意可解者；甘味和，故隨時適用，此亦可解；秋冬兩食，此應宜熱，所以不熱，其故何也？若依蔡邕解，直云：『食味相宜』，則無復疑。若依鄭解，則誠未盡，今廣鄭言，少陽、太陽，其氣舒散，少陰、太陰，其氣斂閇。故河上公解老子言：『躁氣在上，陽氣伏於下，所以故寒。靜氣在上，陰氣伏於下，所以故熱。』人體陰陽，義亦如是，春夏舒散，陽氣開發，宜以溫食，用和陰氣。秋冬閇斂，陽氣在內，宜用寒食，以調陽氣。冬兼水火，又異於秋，正以藏閇之時，事甚於秋，故均以水火也。今又取《甲乙》，以並鄭義，微有乖張。《甲乙》以羊麥俱苦，皆是火味，鄭玄云『羊火畜』同以麥屬木，此是取其孚甲之形，用溫還同。《甲乙》以菽醎鷄辛。鄭玄云『菽合水』同，『雞屬木』異，此取其將旦而鳴，近寅木故。又，振羽翼，有陽性也，則是酉鳥，屬金爲實。《甲乙》以麻犬俱酸，鄭以麻犬俱金，酸是木味，用調金氣，以少陽之氣味，調少陰之氣，理則可通。金還調金，恐乖和適。《甲乙》以黍辛爲鹹。鄭玄云『爲合水』同，『黍屬火』異，此言黍色赤性熱，故以爲火。若依鄭意，以如前解，若以《甲乙》、《明堂》、《月令》之意，夏食合冷者，欲令調炎暑鬱毒之氣。冬食亦寒者，去藏中伏熱。春寒用溫，二意不殊。秋以少陽和於少陰，爲有殺氣，故以生味相補，鄭全乖越。

《周禮·天官》云：『凡和：春多酸，夏多苦，秋多辛，冬多鹹，調以滑甘。』解有兩家，一云：宜從時氣，春食須多酸，夏食須多苦；一云：多者，過也，春食過酸，宜減其鹹味；夏食過苦，宜減其酸味；是以後句云：『調以滑甘。』今依前解，四時之味，各隨時氣所當，故逐時鹹苦，養體之宜。土既居中，總戴四財，是以四時味兼，須甘味以調之。又云：會膳食之所宜，牛宜稌，稌，稻也，羊宜黍；豕宜稷；犬宜粱；鳥宜麥；魚宜菰。菰，彫胡也，凡君子之食，恒放焉。

凡藥，酸養骨，苦養氣，甘養肉，辛養筋，鹹養脈。此並相扶之義。《河圖》云：『人食無極鹹，使腎氣盛，心氣衰，令人發狂，喜衄，吐血，心神不定；無極辛，使肺氣盛，肝氣衰，令人懦怯悲愁，目盲，髮白；無極甘，使脾氣盛，腎氣衰，令人癡淫泄精，腰背痛，利膿血；無極苦，使心氣盛，肺氣衰，令人果敢輕死，欬逆胸滿；無極酸，使肝氣盛，脾氣衰，令人穀不消化，喑聾癥固。』此五藏相制尅之義。

《黄帝養生經》云：『酸入肝，辛入肺，苦入心，甘入脾，鹹入腎。病在筋，無食酸；病在氣，無食辛；病在骨，無食鹹；病在血，無食苦；病在肉，無食甘。口嗜而飲食之，不可多也，必自賊也，故名五賊。』又云：『肝病禁辛，心病禁鹹，脾病禁酸，肺病禁苦，腎病禁甘。』此皆所惡之味，故禁。又云：『肺病宜食糯米飯、牛肉、棗、葵，心病宜食麥、羊肉、杏、薤，腎病宜食大豆、黄黍、彘肉、藿，肝病宜食麻、犬肉、李、韭，脾病宜食雞肉、桃、黍、葱。』此五宜食者，肝心腎三藏實，故各以其本味補之。脾肺虚，故以其子母相養者也。

《春秋潛潭巴》云：『五味生五藏者，鹹生肝，酸生心，苦生脾，甘生肺，辛生腎。』《養生經》云：『肝色青，宜食鹹，稻米、牛肉、棗；心色赤，宜食酢，犬肉、李；肺色白，宜食甘，麥、羊肉、杏；脾色黄，宜食苦，大豆、豕肉、粟；腎色黑，宜食辛，黍、雞肉。』此五食，皆以所生能養其子也。又云：『五味之入口也，各有所走，各有所病。酸走筋，多食之令人癃；鹹走血，多食之令人渴；辛走氣，多食之令人洞心；苦走骨，多食之令人攣；甘走皮，多食之令人惡心。辛散，酸收，甘緩，苦堅，鹹濡，五穀爲養，五菓爲助，五畜爲益，氣、味合，而服之隨四時，五藏所宜也。』又云：『人黄色宜甘，青色宜酸，黑色宜鹹，赤色宜苦，白色宜辛。』此皆依本體所宜。《家語》曰：『食水者善游能寒；食土者無心不息；食木者多力不治；食草者善走而愚；食桑者有緒爲蛾；食肉者勇敢；食氣者神明而壽；食穀者惠巧；不食者不死而神。』此皆氣味之類，故附而述之。五味所解，例多不舉。語經所明可解者如此。

第四　論配藏府

藏府者，由五行六氣而成也。藏則有五，稟自五行，爲五性。府則有六，因乎六氣，是曰六情。情性及氣，别于後解，今論藏府所配合義。

五藏者：肝、心、脾、肺、腎也；六府者：大腸、小腸、膽、胃、三焦、膀胱也。肝以配木，心以配火，脾以配土，肺以配金，腎以配水，膀胱爲陽，小腸爲陰。膽爲風，大腸爲雨，三焦爲晦，胃爲明。故杜子《春秋醫和》云：『陰淫寒疾，陽淫熱疾，風淫末疾，末，四支也。雨淫腹疾，晦淫惑疾，明淫心疾。』藏者，以其藏於形體之內，故稱爲藏。亦能藏受五氣，故名爲藏。府者，以其傳流受納，謂之曰府。《白虎通》云：『肝之爲言忓也；肺之爲言費也，情動得序也；心之爲言任也，任於思也；腎之爲言寫也，以竅寫；脾之爲言辨也，所以精稟氣也。』《元命苞》云：『脾者，弁也。心得之而貴，肝得之而興，肺得之而大，腎得之以化。肝仁、肺義、心禮、腎智、脾信。肝所以仁者何？肝，木之精，仁者好生，東方者陽也，萬物始生，故肝象木，色青而有柔。肺所以義者何？肺，金之精，義者能斷，西方殺成萬物，故肺象金，色白而有剛。心所以禮者何？心者，火之精，南方，尊陽在上，

『寫』字宛委别藏本作『竇』，根據上下文當作『寫』字爲妥。

卑陰在下，禮有尊卑，故心象火，色赤而光。腎所以智者何？腎，水之精，智者進而不止，無所疑惑，水亦進而不惑，故腎象水，色黑，水陰，故腎雙。脾所以信者何？脾，土之精，土主信，任養萬物爲之象，生物無所私，信之至也，故脾象土，色黃。』

翼奉云：『肝性靜，甲己主之；心性躁，丙辛主之；脾性力，戊癸主之；肺性堅，乙庚主之；腎性敬，丁壬主之。』許慎《五經異義》：《尚書》夏侯歐陽說云：『肝木，心火，脾土，肺金，腎水。』此與前同。《古文尚書說》云：『脾木，肺火，心土，肝金』，此四藏不同。

案《禮記·月令》云：『春祭以脾，夏祭以肺，季夏祭以心，秋祭以肝，冬祭以腎。』皆五時自相得，則古《尚書》是也。鄭玄駁曰：『此文異事乖，未察其本意，月令五祭，皆言先，無言後者。凡言先，有後之辭，春祀戶，其祭也，先脾後腎；夏祀竈，其祭也，先肺後心肝；季夏祀中，其祭也，先心後肺；秋祀門，其祭也，先肝後心肺；冬祀行，其祭也，先腎後脾；凡此之義，以四時之位，五藏之上下次之耳。冬位在後，而腎在下，夏位在前，而肺在上，春位小前，故祭先脾，秋位小卻，故祭先肝。肝腎脾俱在鬲下，肺心俱在鬲上，祭者必三，故有先後焉。此義不與行氣同也。』《八十一問》云：『五藏俱等，心肺獨在鬲上何？』對曰：『心主氣，肺主血。血行脈中，氣行脈外，相隨上下，故曰營衛，故令心肺在鬲上也。』

《甲乙經》云：『黃帝問岐伯曰：人有五藏，藏有五變，肝爲牡藏，其色青，其時春，其日甲乙。心爲牡藏，其色赤，其時夏，其日丙丁。脾爲牝藏，其色黃，其時季夏，其日戊己。肺爲牝藏，其色白，其時秋，其日庚辛。腎爲牝藏，其色黑，其時冬，其日壬癸。』《素問》曰：『肝者，魂

「中」後宛委別藏本有一「溜」字，當爲衍文，刪去。

之所居，陰中之小陽，故通春氣；心者，生之本，神之所處爲陽，中之大陽，故通夏氣；脾者，倉廩之本，名曰興化，能化糟粕，轉味，出入至陰之類，故通土氣；肺者，氣之本，魄之所處，陽中之少陰，故通秋氣；腎者，主蟄，封藏之本，精之所處，陰中之太陰，故通冬氣。又云：『春無食肝，夏無食心，季夏無食脾，秋無食肺，冬無食腎。』《周禮》疾醫掌養萬人之疾病者，以肝爲木，心爲火，脾爲土，肺爲金，腎爲水，則疾多瘳。反其術，則死。《月令》中霤之禮，以陰陽遂退爲次。《白虎通》及《素問》醫治之書，用行實爲驗，故其所配是也。

《白虎通》又云：『木所以浮，金所以沈者何？子生於母義。肝以沈，肺以浮何，有知者尊其母也。』一說云：甲木畏金，以乙妻庚，受庚之化，木法其本，直甲故浮，肝法其化，直乙故沈。庚金畏火，以辛妻丙，受丙之化，金法其本，直庚故沈，肺法其化，直辛故浮。

河上公注《老子》云：『肝藏魂，肺藏魄，心藏神，腎藏精，脾藏志。五藏盡傷，則五神去矣。』《道經義》云：『魂居肝，魄在肺，神處心，精藏腎，志托脾。』此與《素問》同。魂爲木氣，神爲火氣，志爲土氣，魄爲金氣，精爲水氣，魂通於目，神通於舌，志通於口，魄通於鼻，精通於耳。

《甲乙經》云：『鼻爲肺之官，目爲肝之官，口脣爲脾之官，舌爲心之官，耳爲腎之官。故肺病，喘息，鼻張；肝病，目閉，眥青；脾病，口脣黄乾；心病，舌卷短，顔赤；腎病，權與顔黑黄，耳聾。』此名五官，相書亦名五候。以鼻、人中爲一官，主心，餘並同。候者以五藏善惡色出五官，可占候吉凶也。鼻、人中猶是口之分也。《孝經援神契》云：『肝仁，故目視；肺義，故鼻候；心禮，故耳司；腎信，故竅寫；脾智，故口誨。』《元命苞》曰：『目，肝使，肝氣仁而外照。』《管子》曰：『脾發爲鼻，肝發爲目，腎發爲耳，肺發爲口，心發爲下竅。』道家《太平經》云：『肝神不在，目無光明；心神不在，脣青白；肺神不在，鼻不通；腎神不在，耳聾；脾神不在，舌不知甘味。』又一說云：『目主肝，耳主腎，鼻主心，舌主脾，口主肺。』

肝腎二藏，諸經並同。肝主目者，肝，木藏也，木是陽，東方顯明之地，眼目亦光顯照了，故通乎目。道家《太式經》云：『天曰洞視，主目。目主肝。天，陽也，肝亦陽，目精明，亦陽，目光顯見，兼有常法，如日陽精無缺而明也。腎主耳者，腎，水藏，水，陰也。北方陰暗之地，耳能聽聲，聲是陰微之象，故通乎耳。』《太式經》曰：『地曰洞聽，主耳，耳主腎。地，陰也，耳法虛，則納聲。水主虛，陰主虛，陰主幽，陰聲又非恒，如月盈虛也。』

脾心肺三藏及候，各有異說。《甲乙》以鼻應肺，道家以鼻應心，《管子》

以鼻應脾，《甲乙》應肺者，鼻以空虚納氣，肺亦虚而受氣故也。道家鼻主心者，陽也。《老子經》云：『天以五行氣從鼻入，藏於心。』鼻以空通出入息，高象天，故與天通，而氣藏於心也。《管子》以脾是土，鼻在面之中，故爲其候。《甲乙》以脾應口，道家以肺應口，與《管子》同。《甲乙》以脾應口者，口是出納之門，脾爲受盛之所，口能論說，脾能消化，故以相通。道家以肺應口者，肺，金也，金能斷割，口有牙齒，亦能決斷，是金象也。《管子》之意，恐亦然也。《甲乙》以舌應心，道家以舌應脾，《管子》以心應下竅。《甲乙》以舌應心者，凡資身養命，莫過五味；辨了識知，莫過乎心。五味之入，猶舌知之；萬事是非，猶心鑒之；心欲有所陳，舌必言之。故心應以舌。道家以舌應脾者，脾者，陰也。《老子經》云：『地飴人以五味，從口入，藏於胃，舌之所納，則有津實。』地體既是質實，品味皆地所産，故舌與地通也。《管子》心應下竅者，以心能分别善惡，故通下竅，除滓穢也。五藏候在五官，口舌二官，共在一處，餘不共者，口是脾候，脾，土也，舌是心候，心，火也。共處者，土寄治於火鄉也，舌在口内者，火於五行不常見也，須之則有，不用則隱，如舌在口内，開口卽見，閉口則藏。又，心爲身之主，貴故在内也。土王四季，故曰四合也。《甲乙》、《素問》是診候之書，故從行實而辨。道經、《管子》各以一家之趣。

六府者，《河圖》云：『肺合大腸，大腸爲傳道之府；心合小腸，小腸爲受盛之府；肝合膽，膽爲中精之府；脾合胃，胃爲五穀之府；腎合膀胱，膀胱爲津液之府；三焦孤立，爲中瀆之府。』《甲乙》、《素問》説同。大腸爲傳道之府者，肺通於鼻，鼻出入氣，大腸，傳道五穀氣之道，故爲其府。小腸爲受盛之府者，心通於舌，舌進五味，小腸納之，故爲受盛之府也。

膽爲中精府者，肝通於目，目是精明之物，又精神之主，故曰爲中精府也。胃爲五穀府者，脾通於口，口入五穀，而胃受之，故爲其府。膀胱爲津液之府者，腎是水藏，膀胱空虛受水，水清氣則爲津液，濁氣則爲涕唾，故以爲其府。三焦爲中瀆府者，五藏各合一府，三焦獨無所合，故曰孤立，處五藏之中，通上下行氣，故爲中瀆府也。五藏而有六府，亦如六氣因五行生也，又如五性生六情也。

《素問》云：『皮應大腸，其榮毛，主心；脈應小腸，其榮色，主腎；筋應膽，其榮爪，主肺；肉應胃，其榮脣，主肝；腠理毫毛應三焦膀胱，其榮髮，主脾。』皮應大腸，其榮毛，主心者，心是身之君，皮是身之城郭，毛是身之羽衛，大腸是氣之道路也，故並相通。心是火藏，大腸是金府，故以配焉，丙辛之所主也。脈應小腸，其榮色，主腎者，腎，水也，脈是血之溝渠，通流水，氣色是人之光采，血氣若盛，則容色壯悅，血氣若衰，則容顔枯悴，腎爲水藏，小腸既受盛容著水氣，又是火府，故以配之，丁壬所主也。筋應膽，其榮爪，主肺者，筋是皮內之剛強也，爪是皮外之剛利，肺是金藏，膽有剛精之性，又是木府，故以相配，乙庚所主也。肉應胃，其榮唇，主肝者，胃能消化五穀精氣爲肉，五穀從口而入，故榮潤在唇，肝是木之藏。仁而能生，胃是土府，故以相配，甲己所主也。腠理毫毛應三焦膀胱，其榮髮，主脾者，毫毛因藉津潤，腠理本自開通，脾，受資味之所，因資味而得津潤開通，因津潤開通而生毛髮，書云，髮是血之餘，脾是土之藏，三焦、膀胱並爲水之府，故以相配，戊癸所主也。脾配二府，餘四藏各配一府者，脾是土藏，土爲君道，君卽陽也，陽數一，故藏不二也，三焦、膀胱，並是水府，水爲臣道，臣卽陰也，陰數偶，故府有二也。

《管子》曰：『脾生骨，腎生筋，肺生革，心生肉，肝生爪髮。』《元命苞》云：『肝生筋，脾生骨』者，脾，土也，土能生木，骨是身之本，如木立於地上，能成屋室，故脾生之。腎生筋者，筋是骨之經絡，脈以流注，筋以相連節，並通血氣，腎，水，故生之。肺生革者，肺，金也，金能裁斷，革亦限斷，故肺生之。心生肉者，心，火也，肉是身之土地，故心生之。肝生爪髮者，肝，木也，爪是骨之餘，髮是血之餘，皆水木之氣，故肝生之。《元命苞》云『以肝生筋』，亦木氣之義。筋有枝條，象於木也。《河圖》云：『仁慈惠施者，肝之精，悲哀過度則傷肝，肝傷則令目視芒芒。禮操列真，心之精，喜怒激切，傷心，心傷，則疾衂吐逆。和厚篤信者，脾之精，縱逸貪嗜，則傷脾，脾傷，則畜積不化，致否結之疾。義惠剛斷，肺之精，患憂憤勃，則傷肺，肺傷，則致欬逆失音。智辨謀略，腎之精，勞欲憤滿，則傷腎，腎傷，則喪精損命。』此豈直違五常而損年命，亦破六情以亡國家也。至如桀、紂兩帝，並貪縱而喪其邦，梁、竇二臣，亦皆奢逸而傾其家。雖彭子以色延命，齊王因怒袪病。如此異轍，皆有調節之宜，節之則四大獲安，縱之則五藏成患。

《素問》云：『肝者，爲將軍之官，謀慮出焉。心者，爲君主之官，神明出焉。脾者，倉廩之官，五味出焉。肺者，相傅之官，治節出焉。腎者，作強之官，伎巧出焉。』肝者，爲將軍之官，謀慮出者，木性仁，仁者必能深思遠慮，恒欲利安萬物，將軍爲行兵之主，必以謀慮爲先。故兵書曰：『兵以仁舉，則無不從得之，以仁分，則無不從悅。』又曰：『將無謀則士卒憂，將無慮則士卒去。』故肝爲將軍，出謀慮也。心爲主守之官，神明出者，火，南方，陽光輝，人君之象，神爲身之君，如君南向以治，易以離爲火，居太陽之位，人君之象。人之運動，情性之作，莫不由心，故爲主守之官，神明所出也。脾爲倉廩之官，五味出者，萬物生則出土，死亦歸之，五穀之入，脾以受之，故五味之出，亦由於此也。肺爲相傅之官，治節出者，金能裁斷，相傅之任，明於治道，上下順教，皆有禮節，肺于五藏，亦治節所生。《樂緯》云：『商者，章也，臣章明君德，以齊上下。』相傅賢所由也。腎爲作強之官，伎巧出者，水性是智，智必多能，故有伎巧，功則自強不息也。《八十一問》曰：『藏各有一，腎獨兩者，何也？左者腎，右者命門，命門者，精神之所會也。』《河圖》云：『肝心出左，脾肺出右，腎與命門，並出尺部，此脈候也。』問曰：前解云，腎陰故雙，今言左腎右命門，此豈不自乖張乎？答曰：命門與腎，名異形同，水藏則體質不殊，故雙，主陰數；爲名，則左右兩別，故各有所主。猶如三焦、膀胱，俱是水府，不妨兩號。

《老子經》及《素問》云『心藏神』者，神以神明照了爲義。言心能明了萬事，神是身之君，象火，已如前解。腎藏精者，精以精靈叡智爲稱，亦是精智氣，腎水智巧，故精藏焉。脾藏志者，志，土。主總四行。多所趣向。志以心願趣向爲目。故藏於脾。肝藏魂者，魂以運動爲名，肝是少陽，陽性運動，木性仁，故魂亦主善，故藏於肝焉。肺藏魄者，魄以相著爲名，肺爲少陰，陰性恬静，金主殺，魄又主惡，故以藏之。

五藏所主，乃以神、精、志、魂、魄五種。就陰陽論，唯有二别，陽曰魂，陰曰魄，河上公《章句》云：『五氣清微，爲精神、聽明、音聲、五性。其鬼曰魂，魂者，雄也。主出入於鼻，與天通。五味濁溽，爲形骸、骨肉、血脈、六情其鬼曰魄，魄者，雌也。出入於口，與地通。』

《家語》曰：『宰我問孔子曰：聞鬼神之名，而不知其所謂。孔子曰：

人生有氣，魂氣者，神之盛也；魄氣者，鬼之盛也。人生有死，死必歸土，此謂之鬼。魂氣歸乎天，此謂之神。合鬼與神而享之，教之至也。骨肉斃乎下，化爲野土，其氣發揚乎上，此神之著也。聖人因人物之情，而明命鬼神，以爲民，則燔燎羶薌，所以報氣也。薦黍稷，脩肺肝，加以鬱暢，所以報魄也。《漢書·五行志》云：『人命終而形藏，精神散越，聖人爲之宗廟，以收魂氣，春秋祭祀，以修孝道。』尸子曰：『鬼，歸也，古者謂死人爲歸人。』《淮南子》曰：『人精神者，天之有也；骸骨者，地之有也。精氣入其門，而骸骨反其根。』又云：天氣爲魂，地氣爲魄。』《禮記·郊特牲》云：『凡祭慎諸此，魂氣歸乎天，形魄歸乎地，故祭求諸陰陽之義，故氣之清者曰神，即陽魂也，氣之濁者曰鬼，即陰魄也。』延陵季子葬其子於嬴博之間云：『骨肉歸乎土，命也，魂氣無不之。』

《越記》云：『王問範子曰：寡人聞失其魂魄者死，得其魂魄者生也。物皆有之，將人乎？范蠡對曰：魄者，囊也，魂者，生氣之源。又云：魂者，生氣之精，魄者，死氣之舍。』韓詩云：『溱洧有二水，三月上巳，鄭國常于此水上招魂續魄。』《左傳》昭二十五年，宋公讌飲，使昭子叔右坐，語相泣，樂孔子曰：『今君與子叔皆死乎？心之精爽，是謂魂魄，魂魄去之，何以能久？』此並明人身有魂魄二別。《老子經》云：『魂藏肝，魄藏肺者，魂既屬天，天氣爲陽，陽主善，尚左，居肝，在東方，木位；魄既屬地，地氣爲陰，陰主惡，尚右，故居肺，在西方，金位。』老子云：『吉事尚左，凶事尚右。』亦云：『五氣藏於心，五味藏於胃者，此論氣，則是陽，以藏受之，心爲火藏，陽氣所處，味則是陰，以府受之，胃爲五穀之府，味之所處，心主精神，胃主受納，不乖魂魄陰陽之理。』又云：『魂有三，魄有七者，陽數奇，陰數偶，奇數始於一，一則元氣，魂雖是陽，非曰始元，一後次三，故魂數三。』又云：『因天地二氣合而生人，人又一氣，三材各一氣，故魂有三，陰數二，二亦陰之始，魄雖是陰，又非元始，次二後四，陰不孤立，必資于陽，就魂之三，合而成七。』又一解云：『魂在東方，取震數三，魄居西方，取兑數七，三魂七魄，合而爲十，是應天五行，地五行，兩五合爲十，共成人也，五是天五氣，地五味也。』《春秋緯》云：『人感十而生，故十月方生也。』又云：『魂有五，魄有六者，此乃道家三皇經，以五藏神爲五魂，六府神爲六魄。』此亦五行六氣之義也。魂魄，人之本，既配府藏，故釋之。《甲乙》云：魂屬精，魄屬神。

第五　論五常

五常者，仁、義、禮、智、信也。行之終久，恒不可闕，故名爲常。

亦云五德。以此常行，能成其德，故云五德，而此五德，配於五行。

鄭玄注《禮記·中庸》篇云：『木神則仁，金神則義，火神則禮，水神則信，土神則智。』《詩緯》等説亦同。毛公傳説及京房等説，皆以土爲信，水爲智。《漢書·天文志》云：『歲星於人，五常，仁也；五事，貌也。仁虧貌失，逆春令，傷木氣，罰見歲星。熒惑於人，五常，禮也；五事，視也。禮虧視失，逆夏令，傷火氣，罰見熒惑。太白於人，五常，義也；五事，言也。義虧言失，逆秋令，傷金氣，罰見太白。辰星於人，五常，智也；五事，聽也。智虧聽失，逆冬令，傷水氣，罰見辰星；鎮星於人，五常，信也；五事，思也。仁義禮智，以信爲主，貌言視聽，以思爲正。四事皆失，鎮星乃爲之動。』按毛公及京房、漢史皆以土爲信，可謂其當。所以然者，夫五常之義，仁者以惻隱爲體，博施以爲用；禮者以分別爲體，踐法以爲用；智者以了智爲體，明睿以爲用；義者以合義爲體，裁斷以爲用；信者以不欺爲體，附實以爲用。其於五行，則木有覆冒滋繁，是其惻隱博施也；火有滅暗昭明，是其分別踐法也；水有含潤流通，是其了智明睿也；金有堅剛利刃，是其合義裁斷也；土有持載含容，以時生萬物，是其附實不欺也。鄭玄及《詩緯》，以土爲智者，以能了萬事，莫過於智；能生萬物，莫過於土，故以爲智；水爲信者，水之有潮，依期而至，故以水爲信。此理寘證狹，於義乖也。

其於五經，則仁以配《易》，其位東方；《禮》以配火，其位南方；義以配《傳》，其位西方；智以配《詩》，其位北方；信以配《尚書》，其位中央。《易》配東方仁者，《易》是創制之書，包括萬有，有變易之義，東方，四時之始，仁化能生，易故就新，又帝出震始作八卦，故以配仁。《禮》配南方者，禮能齊上下之法，別貴賤之差，君臣父子，莫不以禮節之，如火能成就五味，明照萬物，故以南方配《禮》。《傳》配西方義者，春秋是魯史，褒貶得失，是時王道既衰，諸侯力爭，戰伐之事，靡不書之，合義者褒，失德者貶，如金以義斷，裁制萬物，故以配義。《詩》配北方智者，《詩》言其志，以爲風刺，有陰微之辭，和潤人情，動鬼神，感天地，以善惡之事，吟詠於聲樂，使聞者有益於行，作者無咎于身，如水潛流，無所不潤，故以智配。《尚書》配中央信者，此是上古之書，傳述帝王之言，信誓之事，靡不存焉，可宗尚故，如土有信，以時生物，四時所宗，故以信配。經，即常也，亦云由也，亦云法也，述經由事，故云由也；理可法則，故云法也；常爲訓典，故即常也。然經體既爲常法，其當體各備五常，事有所專，但以一方爲主，未論文義，故不備說。五常之行，由經而明，故以配釋。

第六　論五事

五事者，《尚書·洪範》云：『敬用五事。』蓋以人事配五行也，一曰貌，以配木；二曰言，以配金；三曰視，以配火；四曰聽，以配水；五曰思，以配土。

《尚書·洪範》曰：『貌曰恭，言曰從，視曰明，聽曰聰，思曰叡。恭作肅，從作乂，明作哲，聰作謀，叡作聖。』

貌曰恭者，天子之恭曰穆穆，上恭肅則下敬矣。孔子曰：『其行己也恭，其事上也敬。』又曰：『在體曰恭，加於人，施於事，曰敬。』貌之不恭，是謂不肅，肅，敬也。夫《洪範》所陳五事，貌爲首者，于《易》，貌爲震，震爲木，木可觀也，故經列三德，而服爲其上。《詩》云：『敬慎威儀，惟人之則。』有威而可畏，謂之威；有儀而可象，謂之儀。君有威儀，其臣畏而愛之，則而象之，故能長有其國，臣有威儀，故能長守其職；君子在位可畏，施捨可愛，進退可度，周旋可則，容止可觀，作事可法，德行可象，聲氣可樂，動作有文，言語有章，以臨其下，謂之威儀。孔子曰：『正其衣冠，尊其瞻視。』儼然人望而畏之，不亦威而不猛。又曰：『不嚴以莅之，則人不敬。』故失威儀之節，怠慢驕恣，謂之狂。狂則下不肅矣，下不敬，則上無威。夫不敬其君，不從其政，則陰氣勝。陰氣勝，則水象至，故曰：『厥罰常雨，雨，則饑寒至，饑寒至，則上下不相信，大臣奸軌，民爲寇盜。民多被刑，則其服妖，服妖者，輕剛漂泆暴慢之服，以象風氣之化也。』

言者，於易之道曰兌，兌曰口，言之象。人君言出令行，則從，故《易》曰：『悅以使民，民忘其勞。悅以犯難，民忘其死。』是以明君薄斂而厚祿，賞宜從重，罰宜從輕，則順民心。故其教不肅而成，其政不嚴而治。此得民心，民心得，則衆歸之，衆歸之，則民死沒且不忘之，況乎從其令也。若君失衆心，政令不從，亢陽自消，羣陰不附。而下畏君之重刑，則陽氣勝。陽氣勝則旱。故曰『厥罰常暘』。常暘則饑貧不足，饑貧不足，不敢正言，則先發於歌謠之口也。氣逆則惡言至，蟲蝗生，皆口事也。視者南方，目之象。視曰明，明以知人爲本。於《易》爲離。離爲火，爲目。夫視不明，微弱不知所信，必長伺黨仇親同類。如此賢者不進；賢者不進，則不肖者不退；不肖者不退，則犯上者不誅，無罪者横罰，百職廢壞，庶事滯塞，教政舒緩。故曰：『厥罰常燠』。燠則冬氣泄，冬氣泄則不塞，春夏氣錯，疾疫起矣。犯上者不誅，則草犯霜而不死。貪取百姓之財，則蝗螟亦食人之食矣。此皆視之所象也。聽者在耳。耳者，於《易》坎也。古者聖王有進善之旌，敢諫之鼓，謀於蒭蕘，所以博延而廣聽也。人君不好謀，則下莫敢言；下莫敢言，則上無所聞；上無所聞，則不聽；不聽者，由不謀政事，故曰不聽，無所聞知庶事擁屈，怨在心口，喜怒不節，故曰急也。夫寒者急物，冬物皆枯急。故枯急，故曰：『厥罰常寒』。常寒則不生百穀，不生百穀，則民貧窮矣。故妖生於耳，以類相動，則有鼓妖聲音之類。坎爲彘，耳氣傷，有彘禍。水色黑，有黑交，此皆聽也。思者，心爲五事之主，猶土體爲五行主也，於《易》爲坤。八正之氣，亦起於八風。風者四時之主，思心得謂之容，容者能容畜臣子，故謂之聖也。思心不得，四者皆失，則不能容畜臣子。故曰：『思心不容，是謂不聖。』過在霧亂失紀。故風者於《易》巽也，在三月、四月，純陽而治，於陽則爲陰，於陰則爲陽，大臣之象。君既霧亂，則大臣專恣。大臣專恣，而陰氣盛，陰氣盛，則應，故厥罰常風。陰氣多者，陰而不雨，其甚也，常陰暗者，苞承於心。心氣傷，則爲暗妖。《易》曰：『坤爲牛』。坤，土也。土氣傷，則牛多死。又曰：『土爲內事，內事亂，則有華孽。』此皆思之事也。五事所感，其例甚多。略舉如此。

五行大義卷第四

上儀同三司城陽郡開國公蕭吉撰

第十五　論律呂

《春秋元命苞》云：『律之爲言率也。』《續漢書》云：『律，術也。』《律書》云：『呂，序也，序述四時之氣，定十二月之位也。』陰陽各六，合有十二。陽六爲律，陰六爲呂。

律六者，黄鍾、大蔟、姑洗、蕤賓、夷則、無射也。呂六者，林鍾、南呂、應鍾、大呂、夾鍾、仲呂也。《史記》云：『律曆者，天所以運五行八正之氣，成熟萬物也。』《帝王世紀》云：『黄帝使伶倫于大夏之西，昆侖之陰，取竹解谷。其竅厚均者，斷兩節間吹之以爲黄鐘之管，以象鳳鳴。雌雄各六，以定律吕，以分星次。』伶洲鳩曰：『律，所以立均出度也。故云：紀以三，平以六，成以十二，天之道也。此六中之元。古之神瞽，考中聲而量之以制，度律均鐘，故名黄鐘，所以宣養六氣。二曰太簇，所以金奏，乃贊陽出滯；三曰姑洗，所以脩潔百物，考神納賓；四曰蕤賓，所以安靜神人，獻酬交酢；五曰夷則，所以詠歌九則，平民無貳；六曰無射，所以宣布哲人之令德，示民軌儀。爲之六間，以揚沈伏而黜散越。元間大吕，助宣物也；二間夾鐘，出四隟之細；三間中吕，宣中氣也；四間林鐘，和展百事，俾莫不任肅純恪也；五間南吕，贊陽秀也；六間應鐘，均利器用，俾應復也。律吕不易，無奸物也。』《三禮義宗》云：『律者法也，言陽氣施生，各有其法；吕者助也，助陽成功。』一云：『律，帥也，帥導陽氣，使之通達也；吕者，侶也，以對於陽，與之爲侶，亦呂距也。諧陰陽之氣，有時相距，明陽出則陰除，陰昇則陽損，故有相距之意。』《續漢書》云：『陽以圜爲形，其性動；陰以方爲節，其性靜。動者數三，靜者數二。以陽生陰而倍之，以陰生陽半之。皆以三而一。陽生陰曰下生，陰生陽曰上生。皆參天兩地。圓蓋方覆，六偶承奇之道也。』《淮南子》云：『數始於一。一而不能生，故分爲陰陽，陰陽合而生萬物。故一生二，二生三，三生萬物。故三月爲一時，所以祭有三飯，喪有三踊，兵有三令，皆以三爲節。三三如九，故黃鐘之律九寸而宮音調。因而以九之，九九八十一，黃鐘之數立焉。』黃鐘之氣在子，十一月建焉，其辰在星紀，下生林鐘。林鐘之數五十四，氣在未，六月建焉。其辰鶉火，上生大蔟。大蔟之數七十二，氣在寅，正月建焉。其辰諏訾，下生南呂。南呂之數四十八，氣在酉，八月建焉。其辰壽星，上生姑洗。

姑洗之數六十四，氣在辰，三月建焉。其辰大梁。下生應鐘，應鐘之數四十二，氣在亥，十月建焉。其辰析木，上生蕤賓。蕤賓之數五十六，氣在午，五月建焉。其辰鶉首，上生大呂。大呂之數七十六，氣在丑，十二月建焉。其辰玄枵，下生夷則。夷則之數五十一，氣在申，七月建焉。其辰鶉尾，上生夾鐘。夾鐘之數六十八，氣在卯，二月建焉。其辰降婁，下生無射。無射之數四十五，氣在戌，九月建焉。其辰大火，上生中呂，中呂之數六十，氣在巳，四月建焉。其辰實沈。辰之與建交錯爲表裏，即其合然相生。以乾坤六體爲之。黃鐘初九，下生林鐘初六，又上生大蔟。《樂緯》云：『黃鐘中宮，數八十一，以天一地二人三之數，以增減律，成五音中和之氣。增治上生，減治下生。上生者，三分益一；下生者三分減一。益者以四乘之，以三除之；減者以二乘之，以三除之。』《三禮義宗》云：『凡黄鍾之管，本長九寸。所以九者，陽數之極也。數之所起，起自於三。三才天地人之道合成數，故曰三才。是以天地人各有三數。陽得兼三，故稱九。陰但兼二，故稱六。以陽得氣兼三，故因而三之，三三如九，故陽數九爲極。所以管用九寸，以度陽氣。陽氣應時而發，此自然神驗者也。又上生大蔟九二，又下生南呂六二，又上生姑洗九三，又下生應鍾六三，又上生蕤賓九四，又下生大呂六四，又上生夷則九五，又下生夾鍾六五，又上生無射上九，又下生中呂上六。所以同位象夫妻，異位象母子，所謂律娶妻而呂生子者也。」《白虎通》曰：『黄鍾何？黄，中和之氣；鍾者，動也。言陽於黄泉之下動萬物也。』《淮南子》云：『黄，土色，鍾者，氣之所動，黄鍾爲君，冬至得之。《三禮義宗》云：『鍾，應也，言陽氣潛動於黄泉之下，應養萬物，萌牙欲出。』

大呂，大者太也，呂者距也。言陽氣欲出，陰距難也。《淮南子》云：『呂者旅也，旅而支也。』《三禮義宗》云：『呂，助也，十二月陽方生長，陰氣助之，生育之功，其道廣大也。』故一云：『呂者侶也。與陽爲侶，對生萬物。』

大蔟言萬物始大，湊地而出也。《淮南子》云：『萬物蔟而未出也。』《三禮義宗》云：『蔟者湊之義也。正月之時，萬物始大，蔟地而出。』

夾鐘者，言萬物孚甲，種類而出也。《淮南子》云：『種始夾也。』《三禮義宗》云：『夾者佐也，二月之中，物未盡出。陰佐陽氣，應時而出。』一云：夾者俠也，言萬物爲孚甲所俠，至此方解，鐘應而出。』

姑洗者，姑者古也，洗者鮮也，萬物去故就新，莫不鮮明也。《淮南子》云：『姑洗，陳去而新來也。』《三禮義宗》云：『姑者，枯也。洗，洗濯之義。

三月物生新潔，洗除其枯也。』

中呂者，萬物當中皆出也。《淮南子》云：『中，宛也。』《三禮義宗》云：『呂者，距難之義。言陰欲出，陽氣在於中距執之。』一云：『呂者，四月之時，陽氣盛長，陰助功微，故云爾。』

蕤賓者，蕤，下也；賓，敬也。言陽氣下降，故敬之也。《淮南子》云：『蕤賓，安而服也。』《三禮義宗》云：『蕤者，垂下之義，賓者，敬也，五月陽氣下降，陰氣始起，共相賓敬。』

林鐘者，林，衆也。萬物成熟，種類衆多也。《淮南子》云：『林鐘，引而止之也。』《三禮義宗》云：『林，茂盛也。六月之中，物皆盛茂，聚積於野。故爲林也。』

夷則者，夷，傷也；則，法也。言萬物始傷，被刑法也。《淮南子》云：『夷則，易其則也。』《三禮義宗》云：『夷，平也。則，法也。七月萬物將成，平均結實，皆有法則德吉也。』

南呂者，南，任也，言陽氣有任生孳長也。《淮南子》云：『南呂者，任苞大也。』《三禮義宗》云：『南，任也。八月之中，物皆含秀，有懷任之象，助成功之義。』

無射者，射，終也，言萬物隨陽而終，當復隨陰而起，無終已也。《淮南子》云：『無射者，人之無厭也。』《三禮義宗》云：『射，厭也，厭惡之義。九月物皆成實，無可厭惡。』

應鐘者，言萬物應時而鐘下藏也。《淮南子》云：『應其所鐘。』《三禮義宗》云：『十月之時，歲功皆成，陰氣之用，應陽之功，收而聚積，故云鐘也。』亦云：『應者，應和之義，言此時將復應陽氣而動於下也。』

《樂緯》云：『黃鐘爲宮，林鐘爲徵，大簇爲商，南呂爲羽，姑洗爲角，應鐘爲變宮，蕤賓爲變徵，以次配之，五音備矣。』黃鐘下生林鐘，故林鐘爲徵，次黃鐘；林鐘上生大簇，故大簇爲商，次林鐘；大簇下生南呂，故南呂爲羽，次大簇；南呂上生姑洗，故姑洗爲角，次南呂；姑洗下生應鐘，故應鐘爲變宮，次姑洗；應鐘上生蕤賓，故蕤賓爲變徵。凡有七音，圜相爲宮。七音者，蓋以相生數七故也。始黃鐘生林鐘，自十一月至六月，凡七月也。服虔解云：『七律爲七音。』外傳解云：『武王尅商，歲在鶉火，日在天駟。鶉火去天駟凡七宿，又地辰日在甲子，從子至午又七。天象、地辰，其數皆七，聖人以律同其數，以聲招之，故以七音。樂以七律配七始，故以定三元四時。故黃鐘以配天，林鐘以配地，大簇以配人。姑洗以配春，蕤賓以配夏，南呂以配秋，應鐘以配冬。』

凡三元者，周以建子月爲天正，故黄鍾之管配之；殷以建丑月爲地正，應以大吕之管配之，但陰數偶，未土王，又爲天社，故取其沖，應地之氣，以林鍾之管配之；夏以建寅月爲人正，故大簇之管配之。夫陽德自處，故以卽位爲正；陰德在他，故取其沖。《漢書·律曆志》云：『三元者，天施、地化、人事之紀也。十一月，乾之初九，陽氣伏於地下，始著爲一，萬物萌動，鍾于太陰，故黄鍾爲天元，律長九寸。九者，所以窮極中和，爲萬物之元也。』《易》曰『立天之道，曰陰與陽』是也。六月，坤之初六，陰氣受任於太陽，繼養化軟，萬物生長，楙之，未令種剛强大，故林鍾爲地元。律長六寸。六者，所以陰承陽之施，楙之於六合之内，令剛柔有體也。『立地之道，曰柔與剛』是也，乾知大始，坤作成物。正月，乾之九三，萬物棣通，簇出於寅，人奉而成之，仁以養之，義以行之，令事物各得其理。

寅，木也，爲仁；其聲，商也，爲義。故大簇爲人元，律長八寸，八象於卦，庖羲氏之所以順天地，通神明，類萬物之情也。『立人之道，曰仁與義』是也。『在天成象，在地成形。』『後以裁成天地人道，是爲三元。』律之始也。《感精符》云：『十一月建子，天始施之端，謂之天統，周正，服色尚赤，象物萌色赤也。十二月建丑，地始化之端，謂之地統，殷正，服色尚白，象物牙色白。正月建寅，人始化之端，謂之人統，夏正服色尚黑，象物生色黑也。此三正律者，亦以五德相承，以前三皇爲正，謂天皇、地皇、人皇。皆以天地人爲法，周而復始，其歲首所書，乃因以爲名，欲體三才之道，而君臨萬邦。故受天命而王者，必調六律而改正朔，受五氣而易服色，法三正之道也。周以天統，服色尚赤者，陽道尚左，故天左旋，周以木德王，火是其子，火色赤左行，用其赤色也。殷以地統，服色尚白者，陰道尚右，其行右轉，殷以水德王，金是其母，金色白，故右行，用其白色。夏以人統，服色尚黑者，人亦尚左，夏以金德王，水是其子，水色黑，故左行，用其黑色。』又云：『帝王之興，多從符瑞，周感赤雀，故尚赤，殷致白狼；故尚白；夏錫元珪，故尚黑。此皆先兆氣，王之符，子母相助之義。如漢以火德，鎮星之精，降爲黄石，授子房以兵信，助沛公而滅楚，非五運之色，相扶爲用。』孔子云：『夏正得天』，此謂得天道四時之氣，應八節生殺之期也。故云：行夏之時，乘殷之輅，服周之冕，兼三代而爲法，蓋取其可久者也。秦以建亥之月而爲歲首。漢初，因秦正朔，自魏已後，自用夏正，至今無改，以其得天氣也。又，遁甲、太乙、九宫、元辰，皆有三元，並起甲子。初爲天元，盡六甲，次甲子爲地元，又次甲子爲人元。遁甲以冬夏二至後，甲己之日，夜半時，爲甲子元首。三元各分爲三，故一百八十日爲元，卒陰陽兩道，盡一歲之用。太一以初元甲子六十年爲一紀，次甲子爲第二紀，滿六紀三百三十年爲一周。九宮別以己亥爲元首，分爲五元，初己亥六十年爲天元，次己亥六十年爲地元，次己亥六十年爲人元，次己亥六十年爲河元，次己亥六十年爲海元。九年一周，四九三十六，亦周六甲之大數也。三元正朔，並從律呂，應歷定時，皆配五行。故同此釋。

第十六　論七政

夫七政者，乃是玄象之端，正天之度，王者仰之，以爲治政，故謂之政。七者，數有七也，凡有三解：一云，日月五星，合爲七政；二云，北斗七星爲七政；三云，二十八宿，布在四方，方別七宿，共爲七政。此三種七政，皆配五行，並三辰之首也。

日月五星爲七政者，《尚書·考靈耀》七政曰：『日月者，時之主也，五星者，時之紀也。』故曰：『在璇璣玉衡，以齊七政。』五政：謂五行之政；七政，卽日月五星也。日者，《河圖汗光篇》云：『日爲陽精，始日實也。』《元命苞》云：『陽以一起，故日。日行一度，陽成於三，故有三足烏。烏者，陽精，其言僂呼，俗人見僂呼似烏，故以名之。』又云：『火精陽氣，故外熱內陰，象烏也。』日尊故滿，滿故施，施故仁，仁故精，精在外，在外，故大，日外暑，外暑，故陽精外吐。天有三百六十五度四分度之一，布在四方。日日一歷，無差遲，使四方合如一，故其字四合一也。《白虎通》云：『日徑千里，圍三千里，下於天七千里。』《太玄經》云：『日一南，萬物死；日一北，萬物生。』《物理論》云：『夏則陽盛而陰衰，故晝長而夜短；冬則陰盛而陽衰，故晝短而夜長。行陽道長，出入卯酉之北；行陰道短，出入卯酉之南。春秋陰陽等，故行中道，晝夜等也。』《考靈耀》云：『春一日，日出卯入酉，昴星一度，中而昏，斗星十一度，中而明；仲夏一日，日出寅入戌，心星五度，中而昏，營室十度，中而明；秋一日，日出卯入酉，須女四度，中而昏，東井十一度，中而明；仲冬一日，日出辰入申，奎星一度，中而昏，氐星九度，中而明。卯酉陰陽交會，日月至此爲中道，萬物盛衰出入之所，故號二八之門，以當二八月也。』故《詩推度交》云：『卯酉之際爲改政。』《漢書·天文志》云：『日者，君之象，君行急，則日行疾；君行緩，則日行遲。遲疾失其常，則蝕。蝕在交道也。蝕者，陰侵陽，臣凌君之象也。故日蝕修德以攘之。』

月者，《春秋元命苞》云：『月者陰精，爲言闕也。中有蟾蜍與兔者，

『藉』字宛委別藏本作『籍』，依內容當作『藉』爲是。

陰陽兩居相附，託抑詘合，陽結治其內光炬中氣似文耳。兔善走，象陽動也。兔之言僖僖呼呼，溫暖名也。月，水之精，故內明而氣冷。陰生不滿者，詘於君也。至望而盈者，氣事合也。盈而缺者，詘嚮尊也，其氣卑。卑，故脩表成緯。陰受陽精，故精在內，所以金水內景。內景，故精陰沈執不動。月爲陰精，體自無光，▲藉日照之乃明。猶如臣自無威，假君之勢，乃成其威。月初未政對日，故無光缺；月半而與日相對，故光滿；十六日已後，漸缺，亦漸不對日也。』《漢書·天文志》云：『月，日行十三度四分度之一。立春、春分，東從青道；立秋、秋分，西從白道；立冬、冬至，北從黑道；立夏、夏至，南從赤道；季夏行中道。赤青出陽道，白黑出陰道。晦而見西方，謂之朓，朔而見東方，謂之朒。若君舒緩，臣驕慢，故日行遲，而月行疾；君肅急，則臣恐懼，故日行疾，而月行遲，不敢迫近君位也。其行遲疾失度，亦蝕。蝕者，當日之衝有闇虛，闇虛當月則月蝕，當星則星亡。月蝕者，陽侵陰也。』董仲舒云：『於人，妃后、大臣、諸公之象。月爲刑，故月蝕脩刑以攘之。』

五星者，《説文》云：『星者，萬物之精，或曰，日分爲星。故其字日下生。』《史記》云：『星，金之散精，星隕爲石，此金是也。』《春秋》云：『隕石於宋，隕星也。』又云：『星者，陰精，金亦陰也。』列而言之，各配五行，不獨主金。

歲星，木之精，其位東方，主春，蒼帝之子，人主之象，五星之長，司農之官，主福慶。凡有六名：一名攝提，二名重華，三名應星，四名纏星，五名紀星，六名脩人星。其所主國，曰吳、齊。超舍而前爲盈，退舍爲縮。行邪則主邪，行正則主正。政急則行疾，政緩則行遲。酷則行陰，和則行陽，行陽則旱，行陰則水，治則順度，亂則逆行，以其主歲，故名歲星。

熒惑，火之精，其位南方，主夏，赤帝之子，方伯之象，五星之伯。上承太一，下司人君，謂天子理也。伺無道，出入無常，爲天伺察，所往主兵亂賊喪饑疾。凡有二名：一名罰星，二名執法。其所主國，曰荊越。是太白之雄，出南爲熒惑，居西爲天理，在東爲縣息。以其出入無常，故名熒惑。

鎮星，土之精，其位中央，主四季，女主之象，主德，爲五星之王。一名地候。伺女主之邪正，入陽則爲外，入陰則爲内。四星皆失，鎮星乃爲動。以其鎮宿不移，故名鎮星。

太白，金之精，其位西方，主立秋，白帝之子，大將之象，以司兵凶。日南方太白居其南，日北方太白居其北，曰盈；日南方太白居其北，日北方太白居其南，曰縮；未可出東方而出東方，名重華；未可下東方而下東方，名少歲；未可出西方而出西方，名太白；未可下西方而下西方，名白省。凡有六名，一名天相，二名天政，三名大臣，四名大皓，五名明星，六名大囂，《詩》云：『東曰啟明，西曰長更。』其所主國，曰秦、晉、鄭。太白是歲星之雄，太白主兵。兵，西方，金，色白，故曰太白。

辰星，水之精，其位北方，主冬，黑帝之子，宰相之象，主刑。政酷則不入，政和則不出。凡有六名：一名安調，二名細極，三名熊星，四名鉤歲，五名伺農，六名勉星。其所主國，曰趙、代。辰星主德，是天之執政，出入平時，故曰辰星。《星經》云：五車西北第一星，曰太白；次北一星，曰辰星；次東北一星，曰歲星；次東南一星，曰鎮星；次西南一星，曰熒惑；此當五星分氣也。又云：歲星變爲彗星，欃雲、槍雲、天狗；熒惑變爲彗星、蚩尤旗、格澤；鎮星變爲獄漢、天沸、旬始、虹蜺；太白變爲彗星、卽掃，辰星變爲枉矢、天槍、天棓。並是五星氣亂，見妖星也。王者視之，以知得失。《考靈耀》云：『歲星爲規，熒惑爲矩，鎮星爲繩，太白爲衡，辰星爲權。權衡規矩繩，並皆有所起，周而復始，故政失於春，歲星滿偃，不居其常；政失於夏，熒惑逆行；政失于季夏，鎮星失度，政失於秋，太白失行，出入不當；政失於冬，辰星不效其鄉。五政俱失，五星不明。春政不失，五穀孳；夏政不失，甘雨時；季夏政不失，時無菑；秋政不失，人民昌；冬政不失，少疾喪。五政不失，日月光明。』此則日月五星共爲七政之道，亦名七耀，以其是光耀運行也。

北斗爲七政者，北斗，天樞也。天有七紀，斗有七星。第一至第四爲魁，第五至第七爲瓢，合有七也。《尚書緯》云：『璇璣，斗魁四星，玉衡，拘横三星，合七。齊四時五威。五威者，五行也。五威在人爲五命，七星在人爲七端。北斗居天之中，當昆崙之上，運轉所指，隨二十四氣，正十二辰，建十二月。又，州國分野年命，莫不政之，故爲七政。』

《虞錄》云：『北斗七星，據璇璣玉衡以齊七政。政者，天子所治天下，故王者承天行法。』《合誠圖》云：『北斗有七星，天子有七政。斗者，居陰布陽，故稱北斗。』其七星各有四名。《合誠圖》云：『斗第一星名樞，二名璇，三名璣，四名權，五名衡，六名開陽，七名標光。』《黃帝斗圖》云：『一名貪狼，子生人所屬；二名巨門，丑亥生人所屬；三名祿存，寅戌生人所屬；四名文曲，卯酉生人所屬；五名廉貞，辰申生人所屬；六名武曲，已未生人所屬；七名破軍，午生人所屬。』《孔子元辰經》云：『一名陽明星，二名陰精星，三名真人星，四名玄冥星，五名丹元星，六名北極星，七名天開星。』《遁甲經》云：『一名魁真星，二名魁元星，三名權九極星，四名魁細星，五名魒剛星，六名魓紀星，七名飄玄陽星。第一水，二水土，三木土，四金木，五金土，六火土，七火。所以子午各獨屬一星，其餘並兩辰共屬者。子午爲天地之經。斗第一及第七魁剛兩星，亦是斗之經，建所用指也。自餘非所指者，故並兩屬。故六十甲子，從第一起甲子以配之，往還周旋，盡其數矣。北斗領二十八宿，一星主四時，魁起室，剛起角，以次分屬，若人行年至室，而五星行到此宿者，隨星吉凶也。』《合誠圖》云：『樞星爲雍州，璇星爲冀州，璣星爲青、兗州，權星爲徐、揚州，衡星爲荊州，開陽星爲梁州，標光星爲豫州。』此爲三才之道，並爲斗之所政也。

二十八宿爲七政者，以其分定國邦，布官設位也。《運斗樞》云：『天有將相之位，佐列宿爲衛，皆據璇璣玉衡，以齊七政，四時布德，三道正氣。』《尚書·考靈耀》云：『二十八宿，周天三百六十五度四分度之一，故葉時月，正日度星二十八宿配五行，有二別：一總配，二別配。』

總配者，東方蒼龍七宿，角、亢、氐、房、心、尾、箕，木也，合三十二星，七十五度；南方朱雀七宿，東井、轝鬼、柳、七星、張、翼、軫，火也，合六十五星，一百五度；西方白虎七宿，奎、婁、胃、昴、畢、觜、參，金也，合五十一星，八十度；北方玄武七宿，斗、牽牛、須女、虛、危、營室、東壁，水也，合三十五星，九十八度；其屬土者，東則角亢，南則井鬼，西則奎婁，北則斗牛，皆居四季爲土也。故曾子云：『春分鳥星昏，主春者，中，可以種稷；夏至心星昏，主夏者，中，可以種黍菽；秋分虛星昏，主秋者，中，可以種麥；冬至昴星昏，主冬者，中，山人可以伐器械，家人可以收萑葦、蓄積、田獵。王者坐視四星之中，而知民之緩急。急則不賦力役，故曰敬授民時也。』此爲總配。

別配五行者，角二星爲天門，三光之路，十二度，於時在辰，鄭分，木也；亢四星，爲天庭，《尚書》之曹，九度，於時在辰，鄭分，春夏爲火，秋冬爲水也；氐四星，爲宿宫，路寢所止，十五度，於時在卯，宋分，春夏爲金，秋冬爲水也；房六星，爲明堂，政教之道，五度，於時在卯，宋分，土也；心三星，爲天王之位，五度，於時在卯，宋分，春夏爲木，秋冬爲火也；尾九星，爲后宫，妃嬪之府，十八度，於時在寅，燕分，水也，箕四星，爲王后所居，進御之寢，十一度，於時在寅，燕分，木也，春夏爲金，秋冬爲土也；斗六星，爲主爵禄，褒賢進士，二十六度，於時在丑，吴分，木也；牽牛六星，爲主橋梁，七政之始，八度，於時在丑，吴分，木也；須女四星，爲主布帛，天之内藏，十二度，於時在子，越分，春夏爲水，秋冬爲火也；虚二星，爲廟堂，主祭祀事，十一度，於時在子，齊分，春夏爲水，秋冬爲金也；危三星，爲墳墓，以識先祖，十七度，於時在子，齊分，春夏爲水，秋冬爲火也；營室二星，爲主軍糧，以稟士卒，十六度，於時在亥，衛分，春夏爲木，秋冬爲土也；東壁二星，爲文章，圖書之府，九度，於時在亥，衛分，春夏爲金，秋冬爲水也；奎十六星，爲五兵之庫，禁禦暴亂，十六度，於時在戌，魯分，春夏爲金，秋冬爲火也；婁三星，爲苑牧，主給享祠，十二度，於時在戌，魯分，春夏爲水，秋冬爲火也；胃三星，爲倉廩，五穀所聚，十四度，於時在酉，趙分，春夏爲木，秋冬爲水也；昴七星，爲主獄事，典治決斷，十一度，於時在酉，趙分，春夏爲火，秋冬爲金也；畢八星，爲邊兵，備夷狄，十度，於時在酉，趙分，春夏爲金，秋冬爲水也；觜觿三星，爲保藏，收檢秋物，二度，於時在申，晋分，春夏爲火，秋冬爲土也；參伐十星，爲天大將，斬劉收穫，九度，於時在申，晉分，春夏爲火，秋冬爲土也；東井八星，爲主水衡，以法平時，三十三度，於時在未，秦分，春夏爲火，秋冬爲水也；鬼五星，爲視明，主察奸謀，四度，於時在未，秦分，春夏爲水，秋冬爲火也；柳八星，爲上食，主和滋味，十五度，於時在午，周分，春夏爲水，秋冬爲火也；星七星，爲衣裳，主蓋身體，七度，於時在午，周分，春夏爲火，秋冬爲水也；張六星，爲主客，賜與讌嬉，十八度，於時在午，周分，水也；翼二十二星，爲天唱，主以戲虞，十八度，於時在巳，楚分，春夏爲木，秋冬爲金也；軫四星，爲死喪，以知交凶，十七度，於時在巳，楚分，春夏爲木，秋冬爲土也。

《漢書·天文志》云：『角、亢、氐，韓、鄭、兗州之分；房、心，宋、豫州之分；尾、箕，燕、幽州之分；井、鬼，秦、雍州之分；柳、七星、張，三河之分；翼、軫，楚、荊州之分；奎、婁、胃，魯、徐州之分；昴、畢，趙、冀州之分；觜、參，魏、梁州之分；斗，江湖之分；牽牛、須女，吴、揚州之分；虚、危，齊、青州之分；室、壁，衛、並州之分。』

此皆當分所主，正其州國善惡，故爲政也。

石氏《天官訓解》云：角二星，是蒼龍之首，上角兩角間，天之道，日月五星所行，故名角；亢爲朝廷，對揚于王，夙夜謀諮四海之内，故名亢；氐是正寢，冰解之室，故名氐；房是天子四時所居，故名房；心，前一星爲太子，中爲天子，後一星爲庶子，如人心處中，爲身之主，故名心；尾是東方蒼龍宿之尾，故名尾，象形也；箕近斗，象播揚五穀，故名箕；斗，量器也，斟酌爵禄，其形似斗，故名斗；牛亦象牛角，七政之始，故名牛；女，方正，裁割之象，婢妾之類，故名女；虚，耗也，其間空虚，廟堂之象，故名虚；危似室屋，亦如墳墓，故名危；營室有六星，爲離宫，似宫室，故名室；壁直立似壁，孔子藏書於壁，效此義也，故名壁；奎爲庫，主兵，形象庫周密。故奎，乖也，兵以乖違故舉，所以名奎；婁如樓閣，亦似鐘婁，故養犧牲以爲名；胃，在藏爲五穀之府，主廩倉，故以爲名；昴，悴聚，如囚之在牢獄，故主獄事，昴星也，聚則憂，故名爲昴；畢，邊夷毛頭之類，如天子警畢，毛頭唱之，畢了唱，以警衆心，故以名之也；觜，聚也，爲白虎之鼻，聚在虎觜鬚間，故以爲名；參，共也，雜金土之氣，共行殺罰，故名參；井，精也，盛水亭平，精微之至，此星象法度，如水之平，故名井；鬼，歸也，陽歸於陰，所以其内一星闇而不明，鬼之象也，故以爲名也；柳，留也，《春秋傳》曰：『或食于任』，柳一名任也。祭祀鬼神，合和五味，留神靈也，故以名之；七星數七，如鳥之衣覆上，故以名之；張，開張也，爲朱鳥之咮，有容納，故主賓客也；翼如六翮，似鳥兩翅之飛，故以名翼；軫似小車四馬，車後横曰軫，凶事之用，故以爲名。其狀見邪正，闕陵歷蝕，散爲妖異，彗勃飛流，如此之徒。並以占候飛開義釋，故不委具。三種七政，既配五行，略説如此。

第十七 論八卦八風

八卦者，《周易》云：『古者庖羲氏之王天下也，仰則觀象於天，俯則觀法於地，觀鳥獸之文，與地之宜，近取諸身，遠取諸物，於是始作八卦，以通神明之德，以類萬物之情。』兼三才而兩之，故六畫而成卦。因八方之通八風，成八節之氣，故卦有八。其配五行者，乾、兑爲金，坎爲水，震、巽爲木，離爲火，坤、艮爲土，各以方位言之，《易通卦驗》云：『艮，東北，主立春；震，東方，主春分；巽，東南，主立夏；離，南方，主夏至；坤，西南，主立秋；兑，西方，主秋分；乾，西北，主立冬；坎，北方，主冬至。』

坎居北方者，冬至之日，陽氣動於黄泉之下，子雖大陰之位，以陽氣動其下，故其卦外陰内陽，象水内明，中懷陽也，故居子位以配水。

艮在西北者，其卦一陽在上，象立春之時，陽氣已發，在於地上；下有重陰，象陰氣猶厚，陽氣尚微。艮既爲山，以其重陰在下，積土深，故卦復在丑，丑爲未衝，故以配土。

震居東方者，震爲長男，能主乾任，故居顯明之地，東方，春也，萬物咸得生出，明淨顯著。震爲雷，雷動則萬物出。春分之時，天氣下降，地氣上騰，天地和同，萬物萌動，故震居卯，卯，木，少陽之位，故以配木。

巽居東南者，其卦重陽在上，象立夏之時，陽氣已盛在上，陰氣微弱在於下，木之爲物，入地最少，出土最多，巽卦二陽在上，象木出地之多，一陰居下，象木入地之少，木體是陽，亦宜明顯，故在東南，以配於木。

離居南方者，夏至之時，陰動於黄泉之下，午是盛陽之位，而陰氣動，故其卦外陽内陰，象火外明内暗，懷陰氣也，故在南方以配火。

坤居西南者，坤卦純陰之象，能養萬物，莫過於地也，陰體卑順，不敢當首，陰動於午，至未始著，故坤後午之位，地體積陰，坤既純陰象地，禮以中央土在未，地卽土也，故在西南，以配土也。

兌在西方者，兌卦一陰在上，象秋分之時，陽氣已深，金爲少陰，故一陰居上，酉是金位，故在西方以配金。

乾居西北者，乾卦純陽之象，生萬物者，莫過乎天，乾爲生物之首，陽氣起子，乾是陽氣之本，故先子之位，以純陽堅剛，故在西北以配金。《易傳》曰：『震主春分穀雨，穀雨得天兑，則萬物畢生。』兑者，西方之卦，是時，日在昴，昴，西方之宿，以日在西，故曰天兑。貌順木得，則天兑爲和，貌失木逆，則天兑爲害，而常雨爲罰，兑主秋分霜降，霜降得天震之動氣，則天下霜，萬物死。震，東方之卦，是時日在房，房，東方之宿，以日在東方，故曰天震，言順金得，則天震爲和，言失金逆，則天震爲害，而旱罰，所以貌雨言旱者，震陽兑陰，陽旱陰雨也，木之所以雨，金之所以旱者，其人事貌失，則下怨陰盛，故雨，言失則失衆，孤陽獨立，群陰不附，故旱。春秋二時，震兑相臨，天地氣和，所以不極寒熱也。坎主冬至大寒，大寒得天坎之氣，則天下大寒，是時，日在虚，虚，北方之宿，故曰天坎，聽順水得，則天坎爲和，聽失水逆，則天坎爲罰，故常寒。離主夏至大熱，大熱發長，復得天離之氣，則天下大熱，萬事畢出，是時日在七星，七星，南方七宿，故曰天離，視順火得，則天離爲和，視失火逆，則天離爲罰，故常燠，冬夏二時，天地氣併，坎離各當其方，所以極寒熱也。

今分八卦以配方位者，坎離震兌，各在當方之辰，四維四卦，則丑寅屬艮，辰巳屬巽，未申屬坤，戌亥屬乾，八卦既通八風，八方以調八節之氣。故坎生廣莫風；四十五日，至艮，生條風；四十五日，至震，生明庶風；四十五日，至巽，生清明風；四十五日，至離，生景風；四十五日，至坤，生涼風；四十五日，至兑，生閶闔風；四十五日，至乾，生不周風；四十五日，又至坎。陽氣生五極九，五九四十五，故左行四十五日而一變也。

廣莫風者，廣，大也，莫，沙漠也，寒氣廣遠，自沙漠而來也，亦云：此時陽氣在下，陰莫之廣大也；條風者，條，達也，此時達生萬物也；明庶風者，庶，衆也，此時陽以施惠之德，衆物皆明出也；清明風者，天氣明淨清涼也，此時清風吹萬物，使盛大明淨可觀也；景風者，景，高也，萬物至此太高也，亦言景，竟也，陽道至此終竟也；涼風者，秋風涼也，此時陰氣淒涼，收成萬物也；閶闔風者，昌盛也，此時萬物盛而收藏之也；不周風者，周，遍也，萬物備成，不周者，閇不通也，言此時純陰無陽，閇塞不通也。

《淮南子》曰：『東北方曰蒼門，生條風；東方曰開明門，生明庶風；東南方曰陽門，生清明風；南方曰暑門，生景風；西南方曰白門，生涼風；西方曰閶闔門，生閶闔風；西北方曰幽都門，生不周風；北方曰寒門，生廣莫風。』蒼門者，東北木將用事，春之始，故曰蒼門；開明門者，明，陽也，日之所出，故曰開明門；陽門者，月建在巳，純陽用事，故曰陽門；暑門者，盛衰之時，故曰暑門；白門者，月建在申，金氣之始，故曰白門；閶闔門者，八月建在酉，萬物將收，閶，大，闔，閇，收閇之時，故曰閶闔門；幽都門者，幽，暗也，玄冥將始用事，陰聚故幽也，故曰幽都門；寒門者，積寒所在，故曰寒門。此八極之方，是八風之所起也。

《呂氏春秋》云：『東方滔風，東南動風，南方巨風，西南淒風，西方飄風，西北厲風，北方寒風，東北炎風。』此意亦同於前。

《太公兵書》云：『坎名大剛風，乾名折風，兌名小剛風，艮名凶風，坤名謀風，巽名小弱風，震名嬰兒風，離名大弱風。』大剛風者，大陰之氣，好殺，故剛；折風者，金強，能摧折物也；小剛風者，亦金殺故也；凶風者，艮在鬼門，凶害之所也；謀風者，坤爲地，大陰之本，多陰謀也；小弱風者，巽爲長女，故稱弱也；嬰兒風者，震爲長男，愛之，故曰兒；大弱風者，離爲中女，又弱于長女也；大剛，小剛，客勝；大弱，小弱，主人勝，凶，有凶害之事，謀，有謀逆之人。折，爲將死；嬰兒風，主人强，此並兵家觀客主盛衰，候風所從來也。楊泉云：『春氣膿，其風溫以和，喜風也；夏氣盛，其風陽以貞，樂風也；秋氣勁，其風慓以清，怒風也；冬氣冷，其風凝以厲，哀風也。』又，四維之風，隨生成之氣，方土異宜，各隨所感而風者，天之號令，治政之象。若君有德令，則風不搖條，清和調暢。若政令失，則氣怒凶暴，飛沙折木，此天地報應之理也。此皆五行之氣，故並釋焉。

第十八 論情性

《左傳》子產云：『則天之明，天有三光，故曰明也。因地之性，性，生也，生萬物，故因其所生而用之。生其六氣，用其五行。五行者，爲五性也；六氣者，通六情也。』翼奉云：五行在人爲性，六律在人爲情。性者，仁、義、禮、智、信也。情者，喜、怒、哀、樂、好、惡也。五性處内禦陽，喻收五藏；六情處外禦陰，喻收六體。故情勝性則亂，性勝情則治。性自内出，情從外來。情性之交，間不容系。』《説文》曰：『情，人之陰氣，有欲嗜也；性，人之陽氣，善者也。』《孝經援神契》云：『性者，人之質，人所稟受產；情者，陰之數，内傳著流，通於五藏。故性爲本，情爲末，性主安靜，恬然守常；情則主動，觸境而變。動靜相交，故間微密也。』《河上公章句》云：『五性之鬼曰魂，爲雄；六情之鬼曰魄，爲雌。』此明性陽情陰也。

六情既通六氣，今先依服注《左傳》云：『六氣者，陰、陽、風、雨、晦、明也。』陰作土，陽與風作木，雨作金，晦作水，明作火，唯天陽不變。陰爲土者，土是陰義，故陰凝爲土。風作木者，風，動也，木亦動，觸地而出，箕星，東方之宿，主風。又，巽爲木，爲風也，雨作金者，雨，水也，水性銷釋，金性亦可銷釋，畢星，西方之宿，主雨。故《詩》云：『月離于畢，雨俾滂沲矣。』故雨作金也。晦作水者，晦，闇也，晦闇則水生。闇，黑，爲水之色也。明作火者，明照於物，故爲火也，皆從其類以之。鄭玄注《禮記》云：『木爲雨，金爲陽，火爲燠，土爲風，水爲寒。震主春分，春分穀雨得天兑，則萬物畢生；兑，西方之卦，是時，日在昴，昴，西方之宿也，以日在西方，故謂天兑。貌順木得，則天兑爲和，故木爲雨。』《詩》云：『習習穀風，以陰以雨』也。金爲陽者，秋時日行東方，房星之宿，得天震之氣，言順金得，則天震爲和，震爲陽也。秋時物成，所以燥物，是其和也。逆金氣，則爲旱罰，故金爲陽也。土爲風者，《傳》云：『思心有失，厥罰常風。』言風者，土之氣也。《莊子》曰：『大塊噫氣，其名曰風。』土者爲君，君立教令，故爲風。土立四季，故令失則風爲災也。鄭以木爲雨，服以木爲風，服以金爲雨，鄭以金爲陽，鄭以土爲風，服以土爲陰，兩說相反，各有其意。今就五行而辨，服近之矣。所以然者，水生於金，金體非陽，木爲少陽，不應爲雨。土爲地，地本是陰，風自是陰陽之氣，不獨生於土，服以木爲風者，取巽木，故爲當也。

六氣通於六情者，好爲陽，惡爲陰，怒爲風，喜爲雨，哀爲晦，樂爲明。好爲陽者，陽氣好生，是以爲好。惡爲陰者，陰氣好殺，是以爲惡。怒爲風者，楊泉云：『風者，陰陽孔氣激發而起。猶人之內氣，因喜怒哀樂激發起也。』曾子曰：『陰陽怒而爲風，喜而爲雨』者，曾子曰：『陰陽和而爲雨』，和潤故爲喜也。哀爲晦者，晦，闇也。愁則閉塞，故暗，所以爲晦。樂爲明者，樂則情舒散，故明也。《漢書·禮樂志》云：『人含天地陰陽之氣，有喜怒哀樂之情。』《論衡》曰：『人五藏，以心爲主，心發智慧，而四藏從之。肝爲之喜，肺爲之怒，腎爲之哀，脾爲之樂，故聖人節之，恐傷性也。』翼奉云：『好則膀胱受之，水好前，故曰好。怒則膽受之，少陽始盛，萬物前萌也。惡則小腸受之，夏長養萬物，惡僞，故曰惡。喜則大腸受之，金爲珍物，故皆喜。樂則胃受之，土生養萬物，上下皆樂。哀則三焦受之，陰陽之府，陽昇陰終，其宮室竭，故曰三焦。故哀悽也。』《論衡》以四時論藏，翼奉以風通六情論府，脾腎二種藏府是同，肝肺二藏及府不同者，藏以肺有殺罰之性，故怒；府以合肺金珍之用，故喜；肝則以春氣生，故喜；膽則以合火能焚燎，故怒。二理並通。又云：『喜氣爲暖，當春；怒氣爲晴，當秋；樂氣爲陽，當夏；哀氣爲陰，當冬。』此與《論衡》意合。

翼奉云：『東方性仁情怒，怒行陰賊主之；南方性禮情惡，惡行廉貞主之；下方性信情哀，哀行公正主之；西方性義情喜，喜行寬大主之；北方性智情好，好行貪狼主之；上方性惡情樂，樂行姧邪主之。』貪狼主求索財物，既云貪狼，理然求須。陰賊主之劫盜，此亦不疑。廉貞主上客遷召，寅爲陽始，午爲陽盛，故稱上客。既有廉貞之性，理自召任高遷。寬大主酒食慶善，寬大多所容納，故有善慶，善慶必置酒食。姧邪主疾病淫欺，淫欺故因邪惡而生，邪惡必生疾病，公正主執仇諍諫，正故能爭，公故能執仇讎也。情好者，水生申盛子，水性觸地而行，觸物而潤，多所好，故爲好。多所好則貪無厭，故爲貪狼，申子主之。情怒者，木，生亥盛卯，性受水氣而生，貫地而出，故爲怒，卯木生於子水，與卯還自相刑，亥又自刑，是以陰氣相賊，故爲陰賊，亥卯主之。貪狼必得陰賊而後動，陰賊必得貪狼而後用，二陰並行，是以王者忌於子卯相刑之日也。情惡者，火，生寅盛午，火性炎猛，無所容受，故爲惡；其氣清明精耀，以禮自整，故爲廉貞，寅午主之。情喜者，金，生巳盛酉，金爲寶物，見之者喜，又喜以利刃加於萬物，故喜。利刃所加，無不寬廣，爲器，則多容受，故爲寬大，巳酉主之。二陽並行，是以王者吉於午酉之日。情樂者，謂北與東，陽氣所萌生，故爲上，亦主中央。辰爲水窮也，木落歸本，水流歸末，故木刑在未，水刑在辰，盛衰各得其所，故樂。水窮則無隟不入，木上出，窮則旁行爲斜，故爲姧邪，辰未主之。情哀者，謂南與西，陰氣所萌生，故爲下，戌，窮火也，丑，爲金窮也。金剛火強，各歸其鄉，故火刑在午，金刑在酉。金火之盛，而被自刑，至窮無所歸，故曰哀。火性無私，金性剛斷，故曰公正，戌丑主之。故曰：五性居本，六情在末。情因性有，性而由情。情性相因，故以備釋。

第十九 論治政

治政者，治者，治也，治立爲名。政者，正也，不邪爲稱。百姓不能自治，樹君以治之。萬民不能自正，立長以正之。正使不邪，治令不亂。不亂故安，不邪故善。善則盜賊不興，安則各保其業，所以能勝殘去殺，道路鴈行，蚖蛇可蹠，驎龍可駕，如此名政治也。孔子曰：『爲政以德，譬如北辰，居其所，而衆星共之。』《大戴禮》云：『君者，治之本，無君焉治。能法五行，謂之合道。所以寬猛喻之水火，仁義取于金木。順四序以教民，資五材而爲用。任人任力，理歸一揆。』《春秋繁露·治順五行篇》云：『木用事，其氣燥濁而青，七十二日。火用事，其氣燥陽而赤，七十二日。土用事，其氣溫濁而黄，七十二日。金用事，其氣堅凝而白，七十二日。水用事，其氣清寒而黑，七十二日。』復木之用事，則行柔惠，進經術之士，至於立春，出輕繫，去稽留，除桎梏，開閉闔，通障塞，存幼孤，矜寡獨。此並順春之施也。無伐木，恩及草木，則朱草生。此詩人所歌，恩及行葦者也。不伐木者，不可違天陽生長之氣也。若夫人君馳騁無度，沈湎縱恣，重徭役，奪民時，厚稅斂，則民疾疢瘆，患足疾，傷春氣，故皆木病也。木傷敗，則龍深藏，木禽懼而不見也。鯨鯢出而爲禍，鱗甲之蟲有金氣，所以傷木也。火用事，則正封疆，脩田疇，至於立夏，舉賢良，封有德，賞有功，出使四方，此順火之化，長養萬物也。無縱火，則火順人用，甘露降，鳳凰來，黄鵠見。鳳凰卽朱雀之類，喜故出見。甘露，黄鵠，並子慶其母也。若人君用讒佞，離骨肉，踈忠臣，棄法令，婦人爲政，則民病血腫，國因不明，火爲災，冬鴈不來，鳥爲怪。火不善，故鳥有變怪憂懼，故不來也。土用事，養長老，矜寡獨，賜孝悌，施恩澤，順土寬和含養之德也。無興土功，宮室制度有差，親戚之恩有序，則五穀成，嘉禾出，賢聖來。土氣順，故嘉禾和熟。其德景大，故聖賢悦之而來。若人君淫樂無度，侮親老，困百姓，則民病腹心之疾。心腹主土，氣不和，故病。賢人隱藏，百穀不登，裸蟲爲災，土性傷，故稼穡不成。賢人惡之，所以不見。裸蟲土氣也，傷，故爲變。金用事，脩城郭，繕牆垣，審辟禁，飭甲兵，警百官，誅不法。此並順金以威嚴肅殺人氣也。無焚金石，則白虎見。虎是金獸，喜故出也。若人君貪賂，好用兵，則民人病咳嗽，筋牽鼻塞，鼻主肺，肺病，故咳嗽而鼻塞。此並金爲疾也。毛蟲金石爲怪，金氣傷，故爲變怪也。水用事，閉閭門，執當罪，飭關梁，此並順水閇藏之義。無決池堰，恐水氣泄溢也。如此則醴泉出，恩及禽蟲，則靈龜見。《書》云：『澤及昆蟲』者也，甲蟲屬水，喜故見也。若人君廢祭祀，簡宗廟，執法不順，逆天氣，則民病流腫，水脹，痿痹，孔竅不通，此並水氣壅結之義。聖人以水居太陰之位，陰闇虛空，比之宗廟，人死精氣散越，立宗廟以收之。堂宇虛寂，陰暗無人，喻之水也。廢於祭祀，則失孝道，故太陰之氣感而病人，爲此疾也。水爲災害，靈龜深藏，鬼哭，介蟲爲怪。介蟲屬水，氣傷，故爲覆藏而不見也。宗廟不祀，魂氣傷怨，故鬼哭也。《孝經援神契》云：『木氣生風，火氣生蝗，土氣生蟲，金氣生霜，水氣生雹。失政於木，則風來應；失政於火，則蝗來應；失政於土，則蟲來應；失政于金，則霜來應；失政于水，則雹來應。作傷致風，侵至致蝗，貪殘致蟲，刻毒致霜，暴虐致雹。』此皆並隨類而致也。

桓子《新論》曰：『人抱天地之體，懷純粹之精，有生之最靈者也。是以貌動於木，言信於金，視明於火，聽聰於水，思睿於土，五行之用，動靜還與神通。貌恭則肅，肅時雨若；言從則乂，乂時暘若；視明則哲，哲時燠若；聽聰則謀，謀時寒若；心嚴則聖，聖時風若。金木水火，皆載於土。雨暘燠寒，皆發於風。貌言視聽，皆生於心。』《尸子》云：『心者，身之君。天子以天下受令於心，心不當，則天下禍。諸侯以國受令於心，心不當，則國亡。匹夫以身受令於心，心不當，則身戮。故人心者，乃天地之精，群生之本。故政之治亂，由於君之心也。是心，聖人受命而王，莫不承天地，法五行，脩五事，而御宇宙養蒼生者也。其制度法式，皆五行爲本。衣服威儀，朝廷俯仰，農桑播殖，施惠慶賜，木也；尊卑上下，制度禮式，封爵賞功，居高視遠，火也；宮室臺榭，夫婦親戚，布德含養，祿秩赦宥，土也；兵戎器械，狩狩武備，刑罰獄禁，金也；宗廟祭祀，儲積封藏，飭喪哀慕，卜筮決疑，水也；因五行而致百官，因百官而理萬事，萬事理而四海安，是政治之所由也。其居處、服御、器用所從，莫不本乎五行，乃通治道也。《禮記》云：『春之月，天子居青陽左个，乘鸞輅，駕蒼龍，載青旗，衣青衣，服蒼玉；夏之月，居明堂左个，乘朱輅，駕赤駵，載赤旗，衣朱衣，服赤玉；中央土，居太廟太室，乘太輅，駕黃騂，載黃旗，衣黃衣，服黃玉；秋之月，居總章左个，乘戎輅，駕白駱，載白旗，衣白衣，服白玉；冬之月，居玄堂左个，乘玄輅，駕鐵驪，載玄旗，衣玄衣，服玄玉。《禮記》云：『春之月，天子居青陽左个，乘鸞輅，駕蒼龍，載青旗，衣青衣。』《考靈耀》云：『春發令於外，行仁政，從天常，其時衣青；夏可以毀金銷銅，使備火，敬天之明，其時衣赤；中央土舉有道之人，與之慮國，可以殺罪，不可起土功，犯地之常，其時衣黃；秋無毀金銅，犯陰之剛，用其時持兵，宜殺猛獸，其時衣白；冬無使物不藏，毋害水道，與氣相保，其時衣黑。』《家語》云：『孟春正月，東宮，衣青綵，鼓琴瑟，其兵矛，其樹柳；仲春二月，東宮，衣樂兵如前，其樹杏；季春三月，東宮，衣樂兵如前，其樹李；孟夏四月，南宮，衣赤綵，吹笙竽，其樹桃，其兵戟；仲夏五月，南宮，衣樂兵如前，其

「牡」字宛委別藏本訛作「杜」，當作「牡」爲是。

樹榆；季夏六月，中宫，衣黄綵，打大鼓，其樹梓；其兵弓，孟秋七月，西宫，衣白綵，撞洪鐘，其樹楝，其兵劍；仲秋八月，衣樂兵如前，其樹柘，季秋九月，衣樂兵如前，其樹槐；孟冬十月，北宫，衣黑綵，擊磬，其樹檀，其兵楯；仲冬十一月，北宫，衣樂兵如前，其樹棗；季冬十二月，衣樂兵如前，其樹櫟，論時令，以待嗣藏之宜。』《周官》云：『春爲牡陳，弓爲前行；夏爲方陳，戟爲前行；六月爲圓陳，矛爲前行；秋爲牝陳，劍爲前行；冬爲伏陳，楯爲前行。』此武備亦依五氣也。

《録圖》云：『君承木而王，爲人青色，脩頸美髮，其民長身廣肩，尚仁。長，皆象木也，仁，木性也。善則時草豐茂，嘉穀並生，鳥不胎傷，木氣盛也。失則列星滅，色亂，禾稼不登，民多壓死。木生而上出，遇土傷，則青而不得起，故壓死。承火而王，爲人赤色，大目，離爲日，故大，視明也。其人尖頭長腰，疾敏，尚孝。長腰，取兌，敏疾，火性。離爲日，日有烏，烏者，孝也。善則賢人任用，政頌平，駁馬、文狐至，馬，火畜；善故來，狐亦來，失則夏霜。日是火精，失故變蝕。雨土，猝蔽光明之象。承土而王，表其首，首大，表土也。其人廣肩大足，好大笑，戲儛。廣大象土，和故逸樂也。善則甘露降，醴泉並應其善。失則蟲蝗生，天雨而常風霧亂，皆土氣傷，故表異也。承金而王，爲人白色，差肩耳，面方，毛也。其民白頸，長大，尚義，皆金氣也。善則大貝明珠出，外國遠貢珠貝。金之用，氣剛，能制遠人，故來貢獻。失則火飛，天鳴，地坼，河溢，山崩，邪人進，蟲獸爲災。火能尅金，金有失，故火伐之，乃飛。承水而王，爲人黑色，大耳，坎爲耳，主腎水氣，故大。其民聰耳，坎水孔穴通，故聰。善則景雲至，龜龍被文，皆水氣爲祥也。失則蟾蜍去月，民多溺死，常雨爲害，皆水之憂也。』此並明治政之道，不越五行，故以備釋。

五行大義卷第五

上儀同三司城陽郡開國公蕭吉撰

第二十 論諸神

諸神者，靈智無方，隱顯不測。孔子曰：『陽之精氣爲神。』又曰：『陰陽不測之謂神。』一解云：『神，申也，萬物皆有質礙，屈而不申，神是清虛之氣，無所擁滯，故曰申也。語其神也。』名有萬徒，三才之道，百靈非一，並從五行。難可周盡，今且論所配五行，辨吉凶者。

《帝系譜》曰：『天地初起，即生天皇，以木德王。』《三五曆紀》云：『天皇十三頭。』《帝系譜》曰：『地皇以火德王。』《三五曆》云：『有神人十一頭，號地皇。』《春秋命曆序》曰：『人皇九頭。』宋均《注》云：『兄弟九人。』《洞紀》云：『人皇分治九州，古語質，故以頭數言之。』陶華陽云：『此三皇治紫微宫，其精爲天皇太帝。』《世記》云：『天皇太帝曜魄寳，地皇爲天一，人皇爲太一。』甘公《星經》云：『天皇太帝，本秉萬神圖，一星在勾陳中，名耀魄寳，五帝之尊祖也。天一、太一主承神，承，猶侍也。有兩星在紫微宫門外，俱侍星天皇太帝。天一主戰鬬，知吉凶。甲戊庚壬王，治玉堂宫；乙己辛王，治明堂宫；丙丁癸王，治絳宫，是爲三宫。太神、太一主風雨、水旱、兵革、饑疫、災害，復使十六神，遊於九宫。天一是含養萬物，太一是察災殃，是爲天帝之臣。』鄭玄注《乾鑿度》云：『太一者，北辰神名，居其所，曰太帝，行八卦日辰之間，曰太一，或曰天一。出入所逝，息紫宫之外，其星因以爲名。天一之行，猶天子巡狩方岳，人君亦從而巡省，每卒則復。

太一行八卦之宮，每四季乃入於中央。天數大分，以陽出，以陰入，陽起於子，陰起於午。是以太一下行九宮，從坎始也。』《九宮經》云：『天一之行，始於離宮。太一之行，始于坎宮。天一主豐穰，太一主水旱兵饥。合十二神，遊行九宮十二位，從少之多。』《六壬式經》云：『十二神將，以天一爲主。甲戊庚日，旦治大吉，暮治小吉。乙巳日，旦治神后，暮治傳送。丙丁日，旦治微明，暮治從魁。六辛日，旦治勝先，暮治功曹。壬癸日，旦治太一，暮治大衝。』此並紫微宮門外，天一、太一，非紫微之內。北辰之名大帝也，鄭玄謬矣。

太一十六神者，地主在子，陽氣動於黄泉，萬物孳產於地，子爲陽氣之首，故曰地主、陽德在丑，陽能生萬物，至丑方生，故曰陽德也。和德在東北維，此時陰陽氣合，生於萬物，故曰和德。呂申在寅，呂，巨也，申，引長也，萬物漸申而巨大也，故曰呂申。高藂在卯，萬物藂而高大，故曰高藂。太陽在辰，震動已後，陽氣大盛，故曰太陽。太昊在東南維，時陽已著，昊然昭明，故曰太昊。大神在巳，萬物已熟，其氣翼起，故曰大神。太威在午，陽衰陰生，形氣始動，故曰大威。天道在未，百物皆成，莫不資用，故曰天道。大武在西南維，陰氣用事，萬物皆傷，故曰大武。武德在申，薺麥方生，陰懷陽性，故曰武德。大族在酉，陰氣大殺，族類皆盡，故曰大族。陰主在戌，陽氣下藏，陰氣自在於上，故曰陰主。陰德在西北維，乾爲天也，陰氣至此而極，方能生陽，故曰陰德。大義在亥，萬物於此懷任，陰無含陽，故曰大義。

又九宮十二神者，天一在離宮，太一在坎宮，天符在中宮，攝提在坤宮，軒轅在震宮，招搖在巽宮，青龍在乾宮，咸池在兌宮，太陰在艮宮。太一在巳如前解。餘七神，皆是星宮之名，與天一，太一行於九宮，一歲一移，九年復位。天一主豐穰，太一主水旱，天符主饑饉，攝提主疾苦，軒轅主雷雨，招搖主風云，青龍主霜雹，咸池主兵賊，太陰主陰謀。又別有青龍，行十二辰，卽太歲之名也。古者名歲曰青龍，此神主福慶。太陰三歲一徙，右行十二辰，卽太歲之陰神也。后妃之象，主水雨、陰私。害氣右行四孟，一歲一移。以其所至爲害，故言害氣。合爲十二神，九宮之所用也。又《玄女栻經》云：『六壬所使十二神者，神后主子，水神；大吉主丑，土神；功曹主寅，木神；大衝主卯，木神；天剛主辰，土神；太一主巳，火神；勝先主午，火神；小吉主未，土神；傳送主申，金神；從魁主酉，金神；河魁主戌，土神；微明主亥，水神。』子神后者，子爲黄鐘君道，故稱后。陽之始也，陽動於内而未形，故稱神也。丑大吉者，萬物至丑皆萌，得陽生，故大吉也。寅功曹者，萬物至寅，其功已見，曹，衆也，衆物功既見於寅也。卯太衝者，萬物至卯，其皆太衝其心皮抽萼也。辰天剛者，當斗星之柄，其神剛强也。巳太一者，純乾用事，天德在焉，故太一，神后也。午勝先者，陽氣大威，陰氣時動，惟陽在先爲勝也。未小吉者，萬物畢熟成，故爲小吉也。申傳送者，傳其成物，送與冬藏也。酉從魁者，從斗之魁第二星也。戌河魁者，河當首也，當斗魁首也。亥微明者，水體内明，不見於外，微▲其陽氣，至子方明也。神后主婦女，大吉主田農，功曹主遷邦，大沖主對吏，天剛主殺伐，太一主金寶，勝先主神祀，小吉主婚會，傳送主掩捕，從魁主死喪，河魁主疾病，微明主辟召。

又，十二將者，天一土將，前一騰蛇，火將；前二朱雀，火將；前三六合，木將；前四勾陳，土將；前五青龍，木將；後一天后，水將；後二太陰，

▲「微」字宛委別藏本作「徵」，根據上下文意當作「微」爲是。下同。

金將；後三玄武，水將；後四太裳，土將；後五白虎，金將；後六天空，土將；天一已如前解；騰蛇主驚恐；朱雀主文書；六合主慶賀；勾陳主拘礙；青龍主福助；天后猶是神后，天一之妃；太陰主陰私；玄武主死病；大裳主賜賞；白虎主鬬訟；天空主虛耗也。

遁甲九神者，天逢在坎，一名子經，木神，在斗居破軍星；天內在坤，一名子成，水神，在斗居破軍星；天衝在震，一名子翹，金神，在斗居破軍星；天輔在巽，一名子文，土神，在斗居武曲星；天禽在坤，一名子公，火神，在斗居廉貞星；天心在乾，一名子衰，木神，在斗居文曲星；天柱在兌，一名子違，水神，在斗居祿存星；天任在艮，一名子金，金神，在斗居巨門星；天英在離，一名子殺，土神，在斗居貪狼星。天逢已下，皆是星名。子經者，以子午爲天地之經，位既在坎，故名經也。天內子成者，坤爲地，能成萬物也。天衝子翹者，翹，動貌，翹在震，動之象也。天輔子文者，巽爲號令，有文章也。天禽子公者，居五土位，寄在坤土爲萬物之父，故言公也。天心子衰者，衰，善也，乾爲天，慈施故善也。天柱子違者，兑主金，金有殺伐，違天之道故也。天任子金者，艮在丑，丑，金之本也。天英子殺者，離，火也，火有燒燃之義也。《遁甲經》云：『天逢宜安邊保固，天内宜宗道結友，天衝宜出軍伏仇，天輔宜脩禮設教，天禽宜請福除惡，天心宜避病求藥，天性宜匿屯守固，天任宜慶謁通財，天英宜遠行作樂。』九神之名，上並云天，下皆曰子者，此神屬於北斗，皆隸於天故也。子者美稱，以此神尊美故也。

《孔子元辰》云：『北斗第一神，字希神子；第二神，字貞文子；第三神，字祿存子；第四神，字世惠子；第五神，字衛不鄰子；第六神，字微惠子；

第七神，字大景子。』此亦並稱子也。《春秋佐助期》云：『第一星神，名執陰，姓頸梁；第二星神，名斗諒，姓伊偶當；第三星神，名拒理，姓英劉領許；第五星神，名防仵，姓雞尹堵；第六星神，名開寶，姓蚩，一名蒼兒部；第七星神，名招，姓脫絡馮，七星之名，並是人年命之所屬，恒思誦之，以求福也。』

《黃帝八神圖》云：『乾神軒轅，天承相使，舍於辰星；兌神時刑，北斗之使，舍于牛星，主軒研；坤神招搖，天之上公使，舍於角星，主殺害；離神昊時，天之遊徼使，舍於翼星；巽神天候，天執法使，舍於觜星；震神雷公，大陰之候使，舍於七星；艮神曲隆，天候東明之使，舍於奎星；坎神咸池，天雨師使，舍於井星，主雨。此八使之神，婦人產乳忌低向之。』

此亦九宮之神，神既清虛，遊無定所，故在宮間，牙時有不同，既八卦配於五行，故附此而錄。諸神占候之法，各有別注，不勞於此委碎名字之義，故以略談。至如日月星辰，風雨雷電，山川嶽瀆，井竈衡門，爰及人身，諸神非一，帝王之所崇祭，百姓之所祈禱，如此之例，名數甚多，其於五行，更無別義，故不備說。又，卜筮所用，殺曆諸神，正是左右歲月之間，逆順季孟之際，亦無俟於具談，寧勞曲解。此前諸神，占候之綱維，三才之理要，故以次述。

第二十一　論五帝

遂古以來，所論五帝，凡有三種。《河圖》云：『東方青帝，靈威仰，木帝也；南方赤帝，赤熛怒，火帝也；中央黃帝，含樞紐，土帝也；西方白帝，白招拒，金帝也；北方黑帝，葉光紀，水帝也。』陶華陽云：有皇伯、皇仲、皇叔、皇季、皇少、兄弟五人，卽靈威仰等，此五帝並天上神，下治於世，綜理神鬼，次第相接，治太微宫，其精爲五帝之座，五星隨王受氣，卽明堂所祭者也。故云：宗祀文王於明堂，以配上帝。

《禮記》曰：『春之月，其帝大皞；夏之月，其帝炎帝；中央土，其帝黄帝；秋之月，其帝少皞；冬之月，其帝顓頊。東方大昊，庖羲氏，主春，蒼精之君；南方炎帝，神農氏，主夏，赤精之君；中央黄帝，軒轅氏，主四季，黄精之君；西方白帝，金天氏，主秋，白精之君；北方黑帝，顓頊氏，主冬，黑精之君。』

《易》曰：『帝出於震。』此蓋人帝之始，始於伏羲。五行之次，以木爲先。四時相易，以春爲首，故庖羲爲五帝之先也。又諸史以少昊、顓頊、高辛、唐、虞謂之五帝，此蓋自舜以前，五行相承爲帝也。《易經》乃上取伏羲，下至虞舜，不言中間三帝者，以其因脩，無所造作，何以得言之，故不論也。

大昊帝庖羲者，姓風也，母華胥，履大人跡而生於成紀，蛇身人首，以木德王天下，爲百王先。《易》曰：『帝出於震』。震，木，東方，主春。象日之明，故曰太昊。因象龜文而畫八卦，爲罔網，以田漁。古者人畜相食，爲害者多，帝觀蜘蛛之網，教民取犧牲，以充庖廚，故曰庖犧，是謂羲皇。後世音謬，謂之伏犧，或云宓羲。一號雄皇氏。《孝經鉤命決》云：『伏羲日角珠衡戴勝。』《禮含文嘉》云：『伏羲德洽上下，天應以鳥獸文章，地應以龜書，伏羲則象，作八卦。』

炎帝神農氏，姓姜，母任姒，名女登。感神龍而生帝於常年，人身牛首，以火承木，位南方，主夏，故曰炎帝。作耒耜，始教民耕農，嘗別草木，令人食穀以代犧牲之命，故號神農，一號魁隗氏，是爲農皇。《禮含文嘉》云：『神農作田道，就耒耜，天應以嘉禾，地出以醴泉。』

黄帝軒轅氏，姓姬，母附寶，見大電光繞北斗樞星，明照郊野，感而生帝于壽丘。以土承火，位在中央，故曰黄帝，治五氣，設五帝，始垂衣裳，作舟車，造屋宇。古者巢居穴處，黄帝易之以上棟下宇，以蔽風雨。故號軒轅。亦云：居軒轅之丘，因以爲號。一號帝鴻氏，或歸藏氏，或有熊氏。《春秋文燿鈎》云：『黄帝龍顔，願得天庭，法中宿，取象文昌。』《禮含文嘉》云：『黄帝脩兵革，以德行，則黄龍至，鳳凰來儀。』

少昊金天氏，姬姓，名摯，字青陽，母女文節，有大星如虹，下流華渚，夢接意感，生帝。以金承土，故曰金天，卽圖讖所謂白帝朱宣也。位在西方，主秋，金有光明，居小陰位，故曰少昊。《文燿鈎》云：『帝譽載干，是謂清明，發節移度，蓋象招搖。』
顓頊高陽氏，姓姬，母景僕，見搖光貫月如虹，感而生帝於若水。以水承金，位在北方，主冬，故號顓頊。《文燿鈎》云：『顓頊併幹，上法月參，集威成紀，以理陰陽。』此五帝，既《禮》所配五方者也。
帝嚳高辛氏，姬姓，生而神異，自言其名曰逡，以木承水，五行名官，故號高辛。《帝王世紀》云：『高辛骿齒，有聖德，能順三辰。』
帝堯陶唐氏，祁姓，母慶都，出洛渚，遇赤龍，感孕十四月，而生帝於丹陵。名放勛，以火承木。其兄帝摯封之于唐，故是號陶唐氏，《文燿鈎》云：『堯眉八彩，是謂通明，曆象日月，陳剬考功。』《禮含文嘉》云：『堯，廣被四表，致於龜能。』
帝舜有虞氏，姓姚，母握登，見大虹，意感，生帝於姚墟。名重華，字都君，目重瞳子，故名重華，以土承火。堯封之於虞，故號有虞氏，設五色之服。《文燿鈎》云：『舜重瞳子，是謂滋涼，上應攝提，以統三光。』《禮含文嘉》云：『舜損己以安百姓，致鳥獸鶬鶬，鳳凰來儀。』此三帝，並少昊、顓頊共爲五帝，《史記》以伏羲、女媧、神農爲三皇，黄帝以下爲五帝。《帝王世紀》以羲皇、神農、黄帝爲三皇，少昊已下爲五帝。

今案《禮記》郊配五德，自伏羲至顓頊爲五帝，是其正位。所以然者，《易》稱帝出於震，蓋五德之首也，以次而行，至顓頊則五德數終。若以少昊爲首，則金非五德之先。若以黄帝爲首，土居中央，本非創始，故從木爲先，伏羲爲五德之首，《易》言是也。其帝嚳已下，皆行次相承也。上帝有五，靈威仰等姓氏事，伏羲年代久遠，典籍遺漏，不可具釋，然五德相承，謂受天明命，必豫符瑞，以明會昌。若應命之主，皆承太微五帝之精，以誕於世，必有先徵，示其萌兆也。木王則蒼帝之子，火王則赤帝之子，土王則黃帝之子，金王則白帝之子，水王則黑帝之子。故《錄圖》云：『東方蒼帝，體爲蒼龍，其人長頭面，大角，骨起，眉、背皆豐博。順金授火；南方赤帝，體爲朱鳥，其人尖頭，圓面，方頤，張目，小上廣下，須髯偃胸，順水授土；中央黃帝，體爲軒轅，其人面方，廣顙，兌顯，緩唇，背豐厚，順木授金；西方白帝，體爲白虎，其人方顙，直面，兌口，大鼻，小角，順火授水；北方黑帝，體爲玄武，其人夾面，兌頭，深目，厚耳，垂腹，反羽，順土授木。』此並象五行之符，依其行次，以相傳授也。《感精符》云：『蒼帝，望之廣，視之博；赤帝，望之火煌煌燃，視之尖上；黃帝，望之小，視之大，廣厚正方；白帝，望之明，視之茂；黑帝，望之巨，視之稺。』《元命苞》云：『蒼精用事，象歲星；赤精用事，象熒惑；黃精用事，象鎮星；白精用事，象太白；黑精用事，象辰星。』此皆五德之依五行，子母相傳也。非其次者，必有尅伐而不終也。秦以金德代周，二世而亡。漢以火行繼周，代秦偽金，故其祚長遠。若是其行次者，則有符瑞也。《春秋元命苞》云：『堯火精，故慶都感赤龍而生。』漢以孔子獲麟得圖書云：『姬周亡，火曜，劉起，帝卯金。故高祖斬白蛇，而神母哭云：『赤帝子殺我白帝子。』光武感赤伏符而中興，此皆火德之徵也。四行所感，例皆如此。往代帝王，符瑞非一，不可具述，今略論五帝配五行如此。

第二十二　論諸官

自三五已來，紀官無定，皆因符瑞，名號不同。或以鳥龍，或以雲火，莫不仰觀俯察，因事而置事。雖時世不一，五行無爽。

至於顓頊，以人事紀官，南正重司天以屬神，北正黎司地以屬民，於是神民不離。高辛氏立五行名官，以勾芒爲木正，祝融爲火正，蓐收爲金正，玄冥爲水正，后土爲土正，分掌其職。少皓氏有四子，重、該、脩、熙。重爲勾芒，木官之神；該爲蓐收，金官之神；脩、熙並爲玄冥，水官之神；顓頊氏子曰黎，爲祝融，火官之神；共工氏子曰勾龍，爲后土，土官之神；此五神，生而爲上公，死爲貴神，别稱五祀，已配五行。

《周書》云：『武王營洛邑未成，四海之神皆會。』曰：『周王神聖，當知我名，若不知，水旱敗之。』明年，雨雪十餘旬，深丈餘。五大夫乘車，從兩騎，止王門，太公曰：『車騎無跡，謂人之變。』乃使人持粥進之曰：『不知客尊卑何？』從騎曰：『先進南海御，次東海御，次北海御，次西海御，次河伯，次風伯，次雨師。』武王問太公：『並何名？』太公曰：『南海神名祝融，東海神名勾芒；北海神名玄冥，西海神名蓐收。』《禮記·月令》云：『春之月，其神勾芒；夏之月，其神祝融；中央土，其神后土；秋之月，其神蓐收；冬之月，其神玄冥是也。』此五方之神，以配五行。又，黄帝置三公之職，以象三台星，風后配上台，天老配中台，五聖配下台。置左右二監，此亦五行之謂也。

四司分掌四方，即四時之法也。堯以羲和四子，分掌四時方嶽之職，謂之四嶽。太公曰：太師者，心腹之臣，所使是人之英，故曰前疑，常立於前，決疑事也；太史者，耳目之臣，所使視聽，是人之後，故曰後承，常立於後，承主之過，取驗於天；太傅者，爪牙之臣，所使守衛，是人之傑，故曰左輔，輔人主缺事，立于左，拒君之難；太保者，羽翼之臣，所使察伺，是人之警，故曰右弼，常立於右，弼人主之邪。四輔既立，王者安而無爲，百姓濟而無害。若四輔不具，猶格虎無備，濟河無舟。若王者不知古今之務，遠方之緯，不謀於諸侯，不達言語，動作不合於制，太師爭之；不知天變，星曆之運，天官動靜，鐘律之音，山川怪異，不善災害，太史陳天文以爭之；發號令，不應先王法度，與大臣無禮，枉道於民，處刑不平，獨信自專，臨政不莊，又不恤臣僕，太傅爭之；昇車不應和鸞，揖讓不中磬珮，淫謙馳騁，沈冒酒色，宗廟不敬，輿服失度，朝廷無節，太保爭之。此則四時之官，四嶽之分職。前疑主夏，後承主冬，左輔主春，右弼主秋。

唐虞之時，官名已百，《商書》云：『百僚師師。』夏殷定名爲百二十，以應天地陰陽之大數也。故有三公，九卿，二十七大夫，八十一元士，三三相參，合有百二十也。

《帝王世紀》云：『殷湯問伊摯曰：『古者立三公，九卿，大夫，元士者何？』摯曰：『三公以與主參王事，九卿以參三公，大夫以參九卿，元士以參大夫，故參而又參，是謂事宗，事宗不失，内外若一。』又曰：『相去幾何？』摯曰：『三公智通於天地，應變而無窮，辨於萬物之情，其言足以調陰陽四時，而節風雨，如是者，舉之以爲三公。故三公之事，常在於道。九卿者，不出四時，通溝渠，脩堤防，樹種五穀，通於地理，能通利不利，如此者，舉以爲九卿，故九卿之事，常在於德。大夫者，出入與民同象，取去與民同解，通於人事，行内舉繩，不傷於言，言足法於世，不害於身，通關梁，實府庫，如是者，舉以爲大夫。故大夫之事，常在於仁。元士者，知義而不失期，事功而不獨專，中正強諫，而無姧詐，在私立公，而可立法度，如是者，據以爲元士。故元士之事，常在於義。道德仁義定，而天下正矣。』」又曰：『三公，股肱之臣；九卿，手足之臣；大夫，筋脈之臣；元士，肌肉之臣。』孔子曰：『三公象五嶽，九卿法河海，二十七大夫法山陵，八十一元士法谷阜。三公在天爲三能，九卿爲北斗，少微之比爲大夫，郎位之類爲元士。合百二十，大數存焉。』

《合誠圖》云：『天不獨立，陰陽俱動，扶佐立緒，合於二六。以三爲舉，故三能六星，兩兩而比，以爲三公。三三而九，陽精起，故北斗九星，以爲九卿。三九二十七，故有攝提、少微、司空、執法、五諸侯，其星二十七，以爲大夫；九九八十一，故内列、倍衛、閣道、郎位、扶匡天子之類八十一星，以爲元士。凡有百二十官，下應十二月。數之經緯，皆五精流氣，以立官延。』《尚書》曰：『立太師、太傅、太保，茲惟三公。論道經邦，燮理陰陽，官弗必備，唯其人。』《淮南子》曰：『舉天下之高，以爲三公；一國之高，以爲九卿；一縣之高，以爲二十七大夫；一鄉之高，以爲八十一元士。』

《感精符》曰：『三公非其人，則山崩，三能移，九卿非其人，則江河潰，輔星角；大夫非其人，則丘陵偃墀，少微等有變；元士非其人，則谷阜毁，扶匡失。是以王者仰視象於天，俯察法於地，中擇賢能以任之。任得其人，則國昌民安。任非其人，則邦危民弊。』《易》曰：『鼎折足，覆公餗。』此喻三公失人，如鼎折足，不堪容著也。

《周官》云：『天官冢宰，地官司徒，春官宗伯，夏官司馬，秋官司寇，冬官司空。冢宰主會計，司徒主土地，宗伯主禮樂，司馬主兵戎，司寇主刑罰，司空主造作。孔子曰：冢宰之官以成道，司徒之官以成德，宗伯之官以成仁，司馬之官以成聖，司寇之官以成義，司空之官以成禮。以之道則國治，以之德則國安，以之仁則國和，以之聖則國平，以之禮則國定，以之義則國成。故屬不理，分體不明，法正不一，百事失紀，曰亂，亂，則飭冢宰；地宜不殖，財物不蓄，萬民饑寒，教化不行，風俗漂亂，人民流散，曰危，危，則飭司徒；父子不親，長幼失序，君臣上下，乖離異志，曰不和，不和，則飭宗伯；賢能而失官爵，功勞而失賞祿，士卒疾怨，兵弱不用，曰不平，不平，則飭司馬；刑罰暴亂，姦邪不勝，曰不義，不義，則飭司寇；度量不審，舉失事理，都鄙不脩，財物失所，曰貧，貧，則飭司空；故古之王者，常以季冬考德正法，以觀治亂。德盛者，則脩法，德不盛者，則飭政，故法與政，盛而不衰。』

《淮南子·天文篇》云：『東方爲田官，南方爲司馬，西方爲大理，北方爲司空，中央爲都官。』《春秋繁露》云：『木司農，火司馬，土司空，金司徒，水司寇。』此並配五行也。《周官》以冢宰計會，司徒土地，並中央之義。與《淮南》、《繁露》意同。

春官主禮樂者，禮齊上下，樂和人情，皆是仁也。故云：『宗伯之官以成仁，仁屬木，東方也。』《淮南》、《繁露》並主農者，取春是農之本也。

夏官主兵戎者，火氣猛烈，兵之象也。然刑罰歸於司寇，司馬以禮節齊之，主而不用刑也。《淮南》、《繁露》並同。

秋官主刑罰者，金之本性，主殺伐也。《淮南》大理，亦主刑也。《繁露》爲司徒者，名異事同。故云：『因時之威，以成大理司徒。』

冬官主造作者，冬時萬物收藏，百工咸其所，故造器用，以供王事。《淮南》說同，《繁露》以爲司寇者，謂執法之官須平直之人，如水能平均也。故云：『執法阿黨不平，則誅之。』故土勝水，是其水取平直之意也。

雖五運遞興，官名世革，而五行用事，其理齊同。所以禹平洪水，身任司空，九土納賦，伯夷秩宗，必備三禮。契爲司徒，敬敷五教，咎繇士師，明用刑典，如此分職，則周官臣是也。自古已來，官數起自於三，極八十一者，陽成於三，極於九，故三公而九卿，九九八十一，黄鐘律之極數也。故尊官取其初數，卑官者用其末數，所以不云一者，一是元氣，屬於天子，故號天子爲元首，以其一無二也。《尚書》曰：『元首明哉』，臣非元一，故自三而起，周止六卿者，以爲通六合，因六無而設六府也。此乃時代異，故非越五行。又，三代命官，皆止於九，故士有三等，下士一命，中士二命，上士三命，大夫三等，下大夫四命，中大夫五命，上大夫六命。卿已上亦三，少卿七命，大卿八命，公則九命，三三而九，亦以陽之正數也。末代以命爲品，亦不過九，但以一爲尊官，九爲卑官取，命是出自上命，秩下官名，故以多者爲重；品是品其次第，一既居先，故以一爲貴。此並方位及數配五行，今次爲論。

支干爲官者，《洪範·五行傳》云：『甲爲倉曹，共農賦；乙爲戶曹，共口數；丙爲辭曹，共訟訴；丁爲賦曹，共獄捕；戊爲功曹，共除吏；己爲田曹，共羣畜；庚爲金曹，共錢布；辛爲尉曹，共本使；壬爲時曹，共政教；癸爲集曹，共納輸。子爲傳舍，出入敬忌；丑爲司空，守將班治；寅爲市官，平準賣買；卯爲鄉官，親事五教；辰爲少府，金銅錢布；巳爲郵亭，行書驛置；午爲尉官，馳逐追捕；未爲廚官，百味悉具；申爲庫官，兵戎器械；酉爲倉官，五穀畜積；戌爲獄官，禁訊具備；亥爲宰官，閉藏完具。』支干配官，皆從其五行本體，意略可解，不勞繁述。

翼奉云：『肝之官尉曹，木性仁，尉曹主士卒，宜得仁；心之官戶曹，火性陽，戶曹主婚道之禮；肺之官金曹，金性堅，主銅鐵；腎之官倉曹，水性陰凝藏物，倉曹冬收也。先王以冬至閉關，不通商旅，愼陰無也。脾之官功曹，土性信，出稟四方，功曹事君，以信授教四方也。』尉曹以獄司空爲府，主士卒，獄閉逋亡。與之姧，則螟蟲生，木性靜，與百性通，則魚食於民，從類故蟲。戶曹以傳舍爲府，主名籍，傳舍主賓客。與之姧，則民去鄉里。戶曹主民利戶口，奪民利，故悉去之。倉曹以廚爲府，主廩假，廚主受付。與之姧，則賊盜起。倉曹收以民租，侵尅百姓窮。故功曹以小府爲府，與四曹計議，小府亦與四府則用，故小府倉出納，主餉種。功曹有二府，所以爲五官六府，游激、亭長、外部吏，皆屬功曹。與之姧，則虎狼食人。功曹職在刑罰，內爲姧，故虎狼盜賊殺奪于民，上姧下亂也。金曹以兵，賊嗇夫爲府，主討捕。與之姧，則城埻盜賊起兩偏施，金曹主市租侵奪。故上下相承，故市賈不平。此並從五行，以五藏配六府也。既並名官，故於此釋。

第二十三 論諸人 就此分爲二段

一者論人配五行；二者論人遊年年立

第一 論人配五行

《禮記·禮運篇》云：『人者，天地之德，陰陽之交，鬼神之會，五行之秀氣也。』文子曰：『人者，天地之心，五行之端，是以稟天地五行之氣而生，爲萬物之主，配二儀以爲三才。然受氣者各有多少，受木氣多者，其性勁直而懷仁；受火氣多者，其性猛烈而尚禮；受土氣多者，其性寬和而有信；受金氣多者，其性剛斷而含義；受水氣多者，其性沈隱而多智。五氣湊合，共成其身。氣若清叡，則其人精俊爽如也；昏濁，則其人愚頑。』《老子》云：『陰陽精氣爲人。』氣有厚薄，得中和滋液，則生賢智人，得錯亂濁辱，則生貪婬人。《祿命書》云：『金人剛強自用，木人多華而雅，水人開通智慧，火人自貴性急，土人忠信而直。』《周書》云：人感十而生，天五行，地五行，合爲十也。天五行爲五常，地五行爲五藏。』故《易》曰：『在天成象，在地成形』者也。《家語》曰：『天一、地二、人三，三三而九，九九八十一。一主日，日數十，故人十月而生。』《文子》云：『人受天地變化而生，一月而膏，二月而脈，三月而胞，四月而肌，五月而筋，六月而骨，七月而成形，八月而動，九月而躁，十月而生。形骸已成，五藏乃形，外爲表，中爲裏，頭員法天，足方象地。天有四時、五行、九星、三百六十日，人亦有四支、五藏、九竅、三百六十節，天有風雨寒暑，人亦有喜怒哀樂。』《淮南子》及《文子》並云：『膽爲雲，肺爲氣，脾爲風，腎爲雨，肝爲雷，與天相類，而心爲主。耳目者，日月也，氣血者，風雨也。』《素問》云：『夫人法天地，故聖人上配天以養頭，下象地以養足，中傍人事以養五藏。天氣通於肺，地氣通於咽，風氣通於肝，雷氣通於心，穀氣通於脾，雨氣通於腎。六經爲川，腸胃爲海，九竅爲水。法天之紀，用地之理，則災禍去矣。』《左慈相決》云：『人頭員以法天，足方以象地，左目爲日，右目爲月，左眉爲青龍，右眉爲白虎，鼻爲勾陣，伏犀爲朱雀，玉枕爲玄武。』又云：『前爲朱雀，後爲玄武，左爲青龍，右爲白虎，是曰四體，頭爲勾陳，是身之主。』又曰：『左耳後爲太山，右耳後爲華山，額爲衡山，頂後爲恒山，鼻爲嵩高山。』《相秘訣》云：『額爲衡山，頭爲恒山，鼻爲嵩高山，眉爲岱山，權爲崑崙山。二儀象天地，三亭法三才，四瀆主四時，五官應五行，六府從六律，七門配七星，八節取八風，九候比九州，十指應十日，十二德象十二月，二十八節應二十八宿。』《家語》云：『人生三月微眴，然後目能見；八月生齒，然後能食；朞而臏，然後能行；三年顖合，然後能言。陰窮反陽，故陰以陽變；陽窮反陰，故陽以陰化。是以男子八月生齒，八歲而齔，十六精通，然後能化；女子七月生齒，七歲而齔，十四而化。禮，男子二十而冠，有成人父之端；女子十五而笄，而許嫁，有成人母之道。』此皆從天地五行之大數也。《文子》曰：『昔者中黃子云，天有五行，地有五嶽，聲有五音，物有五味，色有五章，人有五位。故天地之間，二十有五人，上五有神人、真人、道人、至人、聖人，次五有德人，賢人、善人、中人、辨人，中五有仁人、禮人、信人、義人、智人，次五有仕人、庶人、農人、商人、工人，下五有衆人、小人、駑人、愚人、完人，上五之與下五，猶人之與牛馬也。聖人者，以目視，以耳聽，以口言，以足行；真人者，不視而明，不聽而聰，不言而云，不行而從。故聖人之所動天下者，真人未嘗遇焉；賢人之所矯世俗者，聖人未嘗觀焉。所謂道人者，無前無後，無左無右，萬物玄同，無非無是。』

《文子》發言二十五人，論止有四，未爲具釋。今依諸經書略解。

上五

謂神人者，孔子曰：『陰陽不測之謂神。』曾子曰：『陽之精氣爲神，神以靈智爲義。』謂靈智其照如神，故曰神人也。孔子曰：『堯之智如神。』

真人者，性合乎道，有若無，實若虛，明白太素，至極弊然無爲，故曰真人。

道人者，孔子曰：『其德大乎天地，其量總乎日月，莫之能測者。』有此德量，故曰道人。

至人者，真直爲素，守一不移，善惡不能迴其慮，榮辱不能動其心，故曰至人。

聖人者，《家語》曰：『德合天地，變通無方，窮萬事之終始，協萬品之自然，敷其大道，遂成情性。明並日月，化行若神，民人不知其德，覩者不識其善。此謂聖人也。』莊子曰：『以天爲宗，以德爲本，以道爲門，明於變，謂之聖人。』

次五

德人者，德被於物，使百姓各得其所欲，日用而不知，兼利無擇。與天地合。《易》曰：『大人者，與天地合其德，與日月合其明，與鬼神合其吉凶。』此謂德也。

賢人者，智周萬物，動靜合理。孔子曰：『好惡與民同情，取捨與民同統，行中規矩，言可法則，爲匹夫而不怨，在諸侯而不驕，道足化于百姓，而不傷於身，施財天下，不貧。』此賢人也。

善人者，見善如不及，言滿天下無口過，孔子曰：『躬行忠信，而心不怨；不置仁義，志意廣博，而色不伐；思慮明達，而辭不爭；篤行信道，自強不息，猶然如將可越而不可及。』此君子人也，又謂善人。

中人者，一心以事主，進思盡忠，退思補過，順美匡惡，犯而無隱，先公後私，不伐其勞，此中人也。

辨人者，智思無窮，情鑒善惡，問無礙滯，巧言如流，去邪從正，無有匿，此辨人也。

中五

仁人者，爲上不侈其功，爲下不羞其陋，慈施惻隱，終而不衰，此仁人也。

禮人者，分別尊卑，廉讓謙謹，爲上恭敬，爲下思敬，此禮人也。

信人者，誠實不欺，片言折獄，達不肆意，窮不易操，此信人也。

義人者，決斷分了，一度順理，從善屏惡，事無礙滯，此義人也。

智人者，識達謀慮，鑒察物情，能知萌兆，豫覩善惡，此智人也。

次五

士人者，孔子曰：『知不舉多，必審其所由；言不務多，必審其所謂。心有所定，計有所守，雖不能盡道術之本，必有從行也。雖不能遍百善之美，必有所慮也。行既由之，智既知之，言既得之，則性命形骸之不易也。富貴不足以益，貧賤不足以損。』此士人也。

庶人者，未入仕位，猶居壟畝之間，或始解褐，未沾品命。《周禮》云：『庶人在官者，始入秩也。』此謂庶人也。

農人者，用天之道，因地之利，春耕秋收，常在稼穡，此曰農人也。

商人者，負販市鄽，隨時鬻貨，貴賤相易，以資產業，此商人也。亦曰賈人也。

工人者，雕斲伎巧，備諸器用，造新脩故，以力貨財。此曰工人。

下五

衆人者，凡雜云衆人，豫讓曰：『范中行氏以衆人遇我也。』

小人者，卑鄙行惡，此曰小人。孔子曰：『桀紂雖帝王，其猶小人也。』

《文子》曰：『中繩，謂之君子；不中繩，謂之小人。』君子雖死，其名不滅；小人雖得勢，其罪不除。

駑人者，駑，鈍也，亦罪隸爲名。古者有罪爲奴，《尚書》曰：『予則奴戮汝』，罪之也。紂以箕子爲奴，亦戮辱也。馬有駑者，以其鈍也。

愚人者，嚚闇無知，菽麥不辨，謂之愚人。孔子曰：『其智可及，其愚不可及』者。以其稟昏濁之氣而生，非學所得也，亦曰庸人。孔子曰：『心不存始終之規，口不吐訓格之言，又不擇賢以託身，不力行以自定，見小闇大，而不知所傷，從物如流，而不知所仇。』此庸人也。

肉人者，狂癡無識，痛癢莫分，雖能動靜，與完不異，是謂肉人。

此二十五等人，由稟五行之氣，各有優劣，故有多等，善惡不同。今且分爲四品。其神真道至聖德賢七者，受王氣而生也，善中辨仁禮信義智八者，相氣而生也；士庶農商工五者，休氣而生也；衆小駑愚完五者，囚氣而生也。王氣當其盛時，故最靈聖；相氣微劣於王，故自善忠已下伏王政；

休氣已衰，故當仕庶之例；囚氣最劣，故當衆小之流。文子以上返下，喻人比畜，亦近之矣。然此五氣，有清有濁，有正有邪，有初有末。若得正氣，雖在卑劣，方爲大善。若受卑氣，雖居尊勝，衆興大惡。至如桀覆夏宗，紂亡殷族，周衰幽厲，漢滅桓靈，此則處尊興惡者也。負鼎於殷廟，垂釣於磻溪，商賈南陽，飼牛車下，當此之時，其善未見，及登師輔，仁聖並彰，此豈非卑下而能宏濟。其賢德已上，氣正無邪，故居最上。然氣之初也，齡齒終長，氣之末也，命相短促，此四氣又有四別，若上清秀，靈智愈高；上而濁汙，乃須脩飭。下而清秀，琢磨方以爲器；加之昏濁，朽木不可復雕，兼貴賤、富貧、好丑、善惡、性情、年命，乃有萬途，並五行氣感所致。今且就文子論其二十五等，以爲階差，自外諸徒，難以具辨。知人則哲，惟帝其難，非明聖者，孰能辨識。《祿命決》云：『王氣中生者，其人王相，宜爵祿；相氣中生者，其人多官；死氣中生者，其人多疾病短命。』此並論其生月當五行氣盛衰時也。況其稟受氣者，其人形質、情性、骨肉、藏府，皆象五行。相書云：木人細長直身；火人小頭豐下，短小；土人員面大腹；金人方面兑口；水人面薄身偏，蛇行；木人青色真，有白是害氣；火人赤色真，有黑是害氣；土人黄色真，有青是害氣；金人白色真，有赤是害氣；水人黑色真，有黄是害氣。配日，則甲乙爲皮毛，丙丁爲爪筋，戊己爲肉，庚辛爲骨，壬癸爲血脈。配卦，則乾爲頭，離爲目，坎爲耳，兑爲口，坤爲腹，巽爲手，艮爲股膝，震爲足。其藏府性情，各有别解。然人居天地之内，在山川之中，各隨方位，形性不等。所以東夷之人，其形細長，脩眉長目，衣冠亦尚狹長，東海句麗之人，其冠高狹，加以鳥羽，象於木枝。長目者，目主肝，肝，木也，故細而長，皆象木也。南蠻之人，短小輕壑，高口少髮，衣服亦尚短輕。高口者，口，人中，主心；心，火也，火炎上，故高；炎上，故少髮也。西戎之人，深目高鼻，衣而無冠者。鼻主肺，肺，金也，故高；目，肝也，肝爲木金之所制，故深。金主裁斷，故髮斷無冠。北狄之人，高權被髮，衣長者。權主腎，腎，水也，故高權，被髮者，象水流漫也；衣長，亦象水行也。中夏之人，容貌平整者，象土地和平也。其衣冠車服備五色者，象土包含四行也。孔子曰：『東僻之人曰夷，精以僥；南僻之人曰蠻，信以樸；西僻之人曰戎，頑以剛；北僻之人曰狄，肥以戾；中國之人，安居和味。』《帝王世紀》云：『堯流共工於幽州，以竄北狄；遷三苗于三危，以竄西戎；放驩兜於崇山，以竄南蠻；殛鯀於羽山，以竄東夷。』《春秋文燿鈎》云：『氣隨人形，故南方至溫，其人大口，象氣舒緩也；北方至寒，其人短頸，象氣急縮也；東方川谷所經，其人小頭兑形，象木小上也；西方高土，日月所入，其人面多毛，象山多草木也；中央四通，雨露所施，其人面大，象土平廣也。』《家語》云：『孔子曰：堅土之人剛，弱土之人柔，墟土之人大，沙土之人細，息土之人美，耗土之人醜。』南方有不死之草，北方有不釋之冰，東方有君子之國，西方有刑殘之屍，中土多聖人，皆象其氣也。故曰：『山氣多男，澤氣多女，水氣多瘖，風氣多聾，休氣多癃，木氣多傴，岸下溼氣多腫，正氣多力，險阻之氣多癭，寒氣多壽，熱氣多夭，谷氣多痹。上氣多狂，街氣多仁，陵氣多貪。輕土多利起，重土多遲鈍。急水人輕，遲水人重。』此並隨陰陽五行之氣，故善惡斯別。

第二　論人遊年年立

遊年凡有三名，而爲二別。三名者，一遊年，二行年，三年立。遊年之名，皆以運動不住爲義，以其隨歲行遊，不定一所也。年立卽是行年，立者，是住立爲義，以其今年立於北辰也。就人而論，常行不息，故謂曰行。就歲而論，今之一歲，年住於此，故謂之立。二別者，遊年從八卦而數，年立從六甲而行。六甲者，男從丙寅左行，女從壬申右轉，並至其年數而止，卽是行年所至，立於其處也。若欲筭知之者，男以實年加二筭而左數，女以實年加一筭而右數，並從甲子旬始，盡其筭，卽是立處也。所以男從丙寅數，何者？日生於寅，日爲陽精，男從陽，故取日，丙爲太陽，故取丙以配寅。女從壬申數，何者？月生於申，月爲陰精，女從陰，故取月，壬爲太陰，故取壬以配申。陽故左行，陰故右轉。《孔子元辰經》云：『若甲子旬，男從丙寅，女從壬申；甲戌旬，男從丙子，女從壬午；甲申旬，男從丙戌，女從壬辰；甲午旬，男從丙申，女從壬寅；甲辰旬，男從丙午，女從壬子；甲寅旬，男從丙辰，女從壬戌。』皆曰行年。此並候病之法，非通常用。

遊年者，男一歲，數從離起，左行八卦，二則在坤，三則在兌，四則在乾，五則在坎，六則在艮，七則在震，八則在巽，巽不受八，進而就離。離則是八，坤卽九，兌卽十。以次而數，一若至坤，坤不受一，還退就離，故至十數，皆在政方也。女年一，從坎右行，亦如離法，艮不受八，乾不受一，皆歸於坎。所以巽不受八，坤不受一者，坤巽依位；並夾離宮；巽是陽位，有進義而無終義，是八卦之終數，故不受之。前以付離，坤是陰位，陰有退而無進，退則須滅，不敢當其陽始之數，故退讓就離。乾不受一，艮不受八者，乾是陽也，又爲天也，自在其始，始是一義，重則數偶，數偶則成陰，故以付坎，艮是陰也，艮又爲山，山則是終，遊年歷行八卦，卦數於八，終卽止也，自有其終，理不重受，故付坎。

或問云：『天一之行，以坎爲一宫，離爲九宫，八卦遊年，乃以離爲一宫者，何?』答曰：『天一於天下，九州之事，故從始一而行，遊年於人年命之事，故以終九而起命。女遊年從坎，男以德苞終始，故九一竝數，起太陽之位。女以陰生陽，故從其創始陰位而行，坎位本一，受數一起，共爲二，陰數也。遊年所至之卦，因三變之，一變爲禍害，再變爲絶命，三變爲生氣。生氣則吉，禍害、絶命則凶。吉則可就其方，凶則宜避其所。禍害者，以其相尅害也。如乾初九，甲子水，變成巽，巽初六，辛丑土，是飛辰來尅伏辰也。坎初六，戊寅木，變成兑，兑初九，丁巳火，是飛伏相害也。絶命者，以其卦體被尅制也，如震變爲兑，金尅木也，艮變爲巽，木尅土也。生氣者，以其相生同體也，如乾變成兑，體同金也，震變成離，木生火也，禍害、絶命，亦有厭行，以其卦所至相制者攘之。如銜火以避兵火，懸一柏木而攘震死，此並五行相制之驗也。』遊年，年立，即是人之年命，皆配五行，故於此而釋之。

第二十四　論禽蟲　就此分爲二段

一者論五靈；二者論三十六禽

第一　論五靈

凡含生蠢動，有知之數，莫不藉五氣而成性，資陰陽以立形。故有陸處水居，潛見道別，遊翔飛走，駑駿不同，皆由氣之清濁，稟性深淺。《考異郵》云：『含牙戴角，著胵垂芒，皆爲陰也。陰有殺氣，故備有爪牙之毒，蟄蠆之類也，飛翔羽翮，柔善之獸，皆爲陽也。陽有仁氣，無殺性也。』《家語》云：『齕吞者，八竅而卵生，齟嚼者，九竅而胎生。晝生似父，夜生類母。至陰者牝，至陽者牡。』皆氣使然也。凡是蠢動之物，並爲蟲類，今略分三種：一曰禽，二曰獸，三曰蟲。有羽飛者爲禽，有四足走者爲獸，無羽足者爲蟲。至如蜉蝣之羽，蟭蟟之翼，飛蛪百足，蚊蚋六手，此雖有羽足，猶是蟲例。其朝生暮死，腐穢蟲淫，此皆因變化，隨類生者，亦並蟲也。《考異郵》云：『蟲入日而化微』，故命促。又，鳥、魚二名，於此二者，其號雖別，鳥則飛翔，即是禽也。魚則潛遊，蟲之屬也。《家語》云：『鳥魚生於陰而屬於陽，故皆卵生。』魚游於水，鳥游於雲，所以立冬則鷰雀入海，化而爲蛤，本其類也。禽名通於獸，獸名不通於禽，故知禽有趨地之能，獸無飛空之用，然此三等，名例甚多，不可具釋。今且先論五靈，次配卦及三十六禽。

《家語》云：『羽蟲三百六十，鳳爲之長；毛蟲三百六十，麟爲之長；

甲蟲三百六十，龜爲之長；鱗蟲三百六十，龍爲之長；倮蟲三百六十，人爲之長。』又曰：毛蟲之精曰麒麟，羽蟲之精曰鳳，介蟲之精曰龜，鱗蟲之精曰龍，倮蟲之精曰聖人。』毛蟲西方，羽蟲南方，甲蟲北方，鱗蟲東方，倮蟲中央。此則皆稱蟲也。五靈總爲諸蟲之首，今止言其四，以人處中央者，謂有性情之物，人最爲主故也。靈者，神靈之義。五禽於蟲獸之中最靈，故曰五靈。

《禮記·月令》云：『春，其蟲鱗；鄭玄注云：龍蛇之屬。夏，其蟲羽；飛鳥之屬。中央，其蟲倮；虎豹淺毛之屬。秋，其蟲毛；狐狢之屬。冬，其蟲介。』龜鱉之屬。又云：『國君行，前朱雀，後玄武，左蒼龍，右白虎。』《尚書·刑德放》言：『東方，春，蒼龍，其智仁；南方，夏，朱鳥，好禮；西方，秋，白虎，執義；北方，冬，元龜，主信；會中央土之精。』《禮運》則不論五德，止辨四靈而已。《鈎命訣》云：『失仁則龍麟不舞，失禮則鸞鳳不翔，失智則黄龍不見，失義則白虎不出，失信則元龜不見。』《禮記》曰：『麟鳳龜龍，謂之四靈，左傳云，麟鳳五靈，王者之嘉瑞。』

《禮》云：『麟鳳龜龍』，不見有虎，於金行稱虎，義則不足。前朱雀、後玄武是同。其餘三蟲，並有差異。《元命苞》云：『離爲鳳』，又言：『鳳，火精。』靈龜生水，玄武主北方。此同《禮》説。唯龍麟虎三者不同，左青龍，右白虎，舊説不疑。《衍孔圖》以麟爲木精，龍則非木。《大戴禮》以麟爲毛蟲，麟復成金。麟若爲金，虎則無用。公羊高以麟爲木精，木生於火。夫子脩《春秋》，至麟而止，豈知爲漢之瑞，今所不執。

案蔡邕《月令·章句》言，天官五獸，左蒼龍，大辰之貌；右白虎，大梁之文；前朱雀，鶉火之體；後玄武，龜蛇之質；中有大角軒轅，麒麟之信。亦龍生於水，遊於木，鳥生於木，遊於火，麟生於火，遊於土，虎生於土，遊於金，龜生於金，游於水。修其母，致其子，五行之情也。故貌恭體仁，則鳳凰來儀；言從和義，則神龜至；視明禮修，則麒麟臻；智聽故事，則黄龍見；思叡信立，則白虎擾；此言當矣。《禮斗威儀》云：『乘金而王，麒麟在郊。』《保乾圖》又言：『歲星爲麟。』《考異郵》言：『麟者，陰精。』此並不同，今解以木者，觸也，有觸冒之義。麟有肉角，無所抵觸。龍角端無肉，有抵觸義。易象震爲龍，故木之義扶龍；天官有軒轅黄龍，麒麟之信，信主於土，脩母子應，此意亦同。爲漢出者，漢是火德，故子應也。是土之義扶麟。《易通卦驗》言：『立秋，虎始嘯。』《衍孔圖》云：『虎，金精。』《大戴禮》言：『虎七月而生，應陽數。』《考異郵》亦言：『虎斑文者，陰陽之雜。』虎爲毛蟲，定是金獸。《考異郵》云：『參、代，虎之德，義主斬刈。』所以學門謂之虎門，乃畫虎於門者，以兑居秋方，兑是説言，主講説故。又，金有殺伐之威，虎有毒害之猛，故金義扶虎。

問：『寅位在東，何忽白虎居西？』答曰：『凡五行相雜，無有獨在一方之義。東方自是木行相次，白虎居西，是殺戮之威，如震在東方，正主於龍，乾之六爻，并是龍象。震取其運動，乾譬聖人，自取龍有飛潛之德，爲象各異，故無定準也。如《考異郵》云：陰陽相雜，不妨分在東方，此並靈通，隱顯無定，寧可一執。』

《史蘇龜經》云：『木神蒼龍，歲星之精；火神朱雀，熒惑之精；灰土之神，名曰螣蛇，土神勾陳，鎮星之精；金神白虎，太白之精；水神玄武，辰星之精。蒼龍主頭，朱雀主脣頸，螣蛇主胸脅，勾陳主腰腹，白虎主股膝，玄武主腳脛。』案此之六神，朱雀、玄武、蒼龍、白虎，與經緯説同，唯勾陳之神，其語有異，而天官有勾陳之星，在紫微之内，故爲土神。此即蔡邕所云『麒麟之信』也。騰蛇居火之末，在土之初，而爲灰神。以蛇配龜，共爲玄武，無有正方，故爲灰神。其配頭足等，以東爲首，故龍配頭也，以次南轉，故玄武配足。

禽獸屬八卦者，《易》云：『乾爲馬，坤爲牛，震爲龍，巽爲雞，坎爲豖，離爲雉，艮爲狗，兑爲羊。』乾，健也，馬取其健也；坤，順也，牛取其順；震，動也，龍取其動；巽，風也，雞取其號令，以象風行；坎，陰也，豖取其陰，離陽也，雉取其飛揚；艮，門也，狗取其守禦；兑，悦也，言也，羊取其悦草。又，乾象六龍，取其潛躍之義。《説卦》云：『馬取其強健之德』，以健之故稱良馬，以父故稱老馬，以其乾乾不息故稱瘠馬，以其有變化之用故稱駁馬。然坤卦又稱『牝馬之貞』，此止取順義，馬之爲義，不獨乾坤，震又爲善鳴之馬，以震有雷聲，故震雷之象。又爲馵足馬，亦曰白頭，爲的顙之馬，取其顯曜之義。坎爲美脊之馬，以有居中之閏。故說卦龍馬以配者多，以爲行天莫若於龍，行地莫過於馬，故多所象也。坤稱子母牛者，重其蕃息。艮既爲狗，亦爲鼠，狗有守備之能，狗爲能止，鼠爲所止，並屬於艮。離爲鱉蟹螺蚌龜，皆取其有甲，象外陽之義也。此皆五行之所配合，故於此而釋也。

第二　論三十六禽

禽蟲之類，名數甚多，今解三十六者，蓋取六甲之數，拭經所用也。其十二屬配十二支。支有三禽，故三十有六禽。所以支有三者，分一日爲三時，旦及晝暮也。若以意求，正應十二屬並居晝位，不應或旦或暮。今依拭經法，以氣而取。孟則在暮，仲則在中，季則在旦。是十二屬當十二辰也，餘二十四既是配禽，以不當支位。所以孟在暮者，孟是一時之首氣，初則未盛，向仲方盛，故屬也。取近盛氣，所以在暮也。仲則在晝者，以其氣盛在中也。季則在旦者，以季爲一時之末，其氣已衰，當初近仲，尚有王勢，故屬旦也。於拭當位，二俱不失。王簡云：

『子，朝爲燕，晝爲鼠，暮爲伏翼；丑，朝爲牛，晝爲蟹，暮爲鼈；寅，朝爲狸，晝爲豹，暮爲虎；《本生經》云：旦爲生木，又云，晝爲虎，暮爲狸。卯，朝爲猬，晝爲兔，暮爲貉；一云：朝爲狐。《本生經》云：暮爲鶴。辰，朝爲龍，晝爲蛟，暮爲魚；巳，朝爲蟮，晝爲蚯蚓，暮爲魚蛇；一云：暮爲龜。《本生經》言：旦爲赤土，晝爲蛇，暮爲蟬。午，朝爲鹿，晝爲馬，暮爲獐；《本生經》言：旦爲馬，晝爲鹿，暮爲麞。未，朝爲羊，晝爲鷹，暮爲鴈；《本生經》云：暮爲老木。申，朝爲狖，晝爲猨，暮爲猴；一云：旦爲羊；《本生經》言：暮爲死石。酉，朝爲雉，晝爲雞，暮爲馬；一云：朝爲雞，暮爲死石；《禽變》云：暮爲死土；《本生經》言：暮爲鳶。朝爲狗，晝爲狼，暮爲豺；一云：暮爲死金；《禽變》云：暮爲死火。亥，朝爲豕，晝爲玃，暮爲豬。一云：旦爲生木，晝爲豕，暮爲蟻蝓；一云：旦爲狏，晝爲貙；一云，暮爲朽木。』雖《本生經》及《禽變》互有不同，晝暮之位，理從前解。子爲鼠燕，伏翼者，色皆玄也，取水之色。鼠之爲性，晝伏夜遊，象陰氣也；出於穴，常見首者，象陽氣萌動於子，欲見之狀也。燕口下有赤者，象陰之懷陽；其尾分者，陰數二也；春分而至，隨陽見也；秋分而蟄，隨陰伏也。《禮記·月令》云：『仲春之月，玄鳥至。至日，以太牢祀于高禖。』以祈子孫也；秋分，玄鳥歸也。是見二月者，子刑卯也。《易通卦驗》云：『玄鳥，陰鳥也。』伏翼者，鼠老爲之，謂之仙鼠。《方言》云：『自關已東，謂之伏翼。』

三者皆是陰蟲，故並居子也。

丑爲牛蟹鼈者，丑爲艮，立春之節，農事既興，牛之力也；又上當牛宿。《說題辭》曰『牛爲陰事，牽耦耜耕也』，故在丑。蟹者，立春之時，卉木生根，如其足也。艮爲山，巨靈贔負，首頂靈山，負蓬萊山，卽巨蟹也。鼈者，土之精氣而生，中軟外堅，象土含陰陽也。其藏黃者，土之色也。牛亦有黃，蟹中亦黃，皆土精也。丑在北方，水位，故兼主水、土。

寅爲虎豹狸者，三獸形類皆相似，寅爲木位，木主藂林，寅又屬艮，艮爲山，虎之所處。《集靈經》云『寅爲少陽，五色玄黃』；寅又有生火，火主文章，三獸俱斑，並有文也。上應箕宿，箕主風，虎嘯風起。《易》云：『風從虎。』《家語》云：『三九廿七，七主星，星主虎，虎七月生。』申衝寅，故虎在寅。狸豹以同類相從也。《本生經》云『主木』者，以寅有相木，正月方生也。

卯爲兔猬貉者，兔，陽蟲也；居月中者，陰懷陽也。《元命苞》云『兔居月中者，陰懷陽也』，坎之氣。坎在子位，子刑在卯故也。屬卯，老兔爲猬，貉亦兔類，故並居卯。一云：貉者，狐也，狐貉相類也。《本生經》言『鶴』者，此音同字誤也。

辰爲龍鮫魚者，申爲水之源，子爲中流，辰爲水之末。如百川東注，皆歸於海。龍能興雲致雨，爲水禽之長，非海不能苞容，故其神而大。鮫魚亦是水蟲之長者，故並在辰。巳爲蛇蟮蚯蚓者，《拭經》云『巳有騰蛇之將』，因而配之。蛇，陽也，本在南；龜，陰也，本在北。以蛇配龜，爲玄武，二蟲共爲一神，以陰偶，故從數。在北方。蟮及蚯蚓，皆形同也。《禮記》云：『小滿之節，蚯蚓出見。』《慎子》云：『騰蛇遊霧，與蚯蚓同。』黃帝有大螟如虵，以應土德。已有寄生之土，故並配之。《本生經》言『土』者，以火相合生土也。檢衆書，蟮或爲鼉，鼉字復作蟬。《本生經》解蟬云：『常水藏，畏羅網，悲吟不言，且欲歌。』言其悲吟，與蟬相類。論其水藏，與鼉相類。其形狀及土氣，已爲蛇蟮虵蚓相類，鼉與蟬，並此非也。又《射覆經》云『遇蟬者，水蟲也』，當知是蜆也。

午爲鹿馬麞者，午爲太陽，馬有員蹄，象於陽也。午爲天路，馬有駿足，涉遠之日，牝牡有時。故《家語》云：『八九七十二，偶以承奇，奇主辰，辰爲月，月主馬，馬十二月生。』丑衝未，未與午合，故在午。鹿蹄坼者，以象陰也。而居陽位者，象懷陰也。《禮記·月令》云：『仲夏之月，鹿角解。』《易緯通卦驗》云：『鹿者，獸中陽也，夏至解角。』《家語》云：『四九三十六，六主律，律主鹿，故鹿六月生。』未與午合，故亦在午，獐鹿同類，因而配之。

問曰：『八卦配禽，離不言馬，禽變乃以午爲馬者，何？』答曰：『坤爲牝馬之貞，坤既在未，未與午合。故馬居午。』問曰：『乾亦稱馬，震亦稱馬，何不並取其合。』答曰：『行地莫過於馬，坤既是地，取其正用，干天震木，非是地體，故不取合。』問曰：『若如所解，乾之六爻，皆稱爲龍，行天莫過於龍，龍德應乾，何忽居辰？』答曰：『未若爲馬，誠如來難，馬既在午，正取其合。乾位居戌，戌沖在辰，所以龍配於辰。』問云：『坤既取合，乾忽用衝，此義難解。』答曰：『坤爲陰也，取其柔順，從陽之義，故用合，乾爲陽也。陽體剛強，故取其衝。』

未爲羊鷹鴈者，《拭經》云：『未爲小吉，主婚姻禮娉，禮娉有羊鴈之用。』鄭玄婚禮謁文云：『鴈候陰陽，待時乃舉。』《易》以坤爲羊，坤在未也。《禮記·月令》云：『季夏之月，鷹初學習。』此因候以配之。《本生經》云：『老木』者，以未爲木墓，木至六月衰老也。

申爲猴猿猫者，秋爲殺氣，萬物衰老，猴猿之貌，並似老人。七月山果皆熟，猴猿以其儲糧之時爲王。《拭經》云：『金氣盛時，能老萬物。』猴猿貌也。《家語》云：『五九四十五，五爲音，音主猿。猿五月生。』午中有沐浴金，殺氣未壯，至申金王，殺氣始強。又言：『在火中未有音聲，出火其音方成』，故並在申。《本生經》言：『旦爲玉』者，玉有溫潤鏗鏘之音，故取其旦；『暮爲死石』者，石是玉類，亦有音聲，言其氣衰，故在暮曰死。玉石皆金之本，故皆配金位。猫亦是同類，故以配焉。

酉爲雞雉烏者，酉爲金，威武之用。雞有五德，以武爲先，見敵必鬬，是其本性。《說題辭》云：『雞爲積陽，南方之象，火，陽精，物炎上，故陽出則雞鳴。』以類感也。《考異郵》云：『雞火畜，丑近寅，寅陽，有生火，喜故鳴。』武事必有號令，故在西方。巽爲雞，亦爲號令，辰巳並與酉合，故在酉。雉是火鳥，爲武之威。《方伎傳》云：『太白揚光則雞鳴。熒惑流曜，則雉驚。』《易通卦驗》云：『雉者是陽，雄鳴則雌應，陽唱陰和之義。』當時則雊，亦號令之義。烏者，陰之禽，而居日中。《元命苞》云：『烏在日中，象陽懷陰也。』以其在日中得陽氣，故仁而能反哺。在酉者，春時日臨兑，酉是二八之門，日所入處，取其終也，故並配酉。又云：『暮爲死石』者，取其金氣衰也。《禽變》曰：『暮爲死土』者，土至金末，氣衰敗也。《本生經》云：『暮爲鳶』者，亦迅擊有武用也。無五德，故在暮。

戌爲狗狼豺者，戌爲黄昏，乾爲天門，戌既屬乾，昏闇之時，以警備也。京氏《别對》曰：『狗爲主行，以防奸也。』《易》曰：『艮爲狗。』艮既是門闕，狗以守防也。《家語》云：『七九六十三，三主斗，斗主狗，狗三月生。』辰沖戌，寅戌合，故在戌。《禮記·月令》云『九月之時，豺乃祭獸』，因候配之。狼形相似。《説文》云：『豺，狼屬也。』故並居戌，一曰『暮死金』者，金至戌衰敗故也。《禽變》云『暮爲死火』者，戌爲火墓也。

亥爲豬豕猏者。《拭經》云：『亥爲雜水，穢濁廁溷之象。豬之所居，豬色玄，象水色也。其蹄分者，陰象也。五更必起，不失其常，如水有潮，不違期也。』《家語》云：『六九五十四，四主時，時主豕，豕四月生也。』衝巳，故在亥。豕，豬之小者，猏亦取其類，而好夜行，以陰性也，故並在亥。一云『旦爲生木』者，木生於亥也。『暮爲蟻蝓』者，猶應是貆，恐字誤也。又云『旦爲豘』，豘豕同也。一云『暮爲朽木』者，木始生敷，同水淹沒，故腐朽也。

問曰：『禽蟲之例數多，何故不取麟鳳爲屬，乃取蚯蚓蛇鼠小蟲？』答曰：『取十二屬者，皆以其知時候氣，或色或形，並應陰陽故也。麟鳳已配五靈，非是虛而不用。』又問曰：『麟鳳已配五靈，更不取者，龍虎亦配，何爲復用？』答曰：『龍動雲興，虎嘯風起，此是應陰陽之氣，所以須取，麟鳳雖靈，無所作動，故不重用，其十二屬，並是斗星之氣，散而爲人之命，係於北斗，是故用以爲屬。』《春秋運斗樞》曰：『樞星散爲龍馬，旋星散爲虎，機星散爲狗，權星散爲蛇，玉衡散爲雞兔鼠，闓陽散爲羊牛，搖光散爲猴猿。』此等皆上應天星，下屬年命也。三十六禽，各作方位，爲禽蟲之長，領三百六十；十而倍之，至三千六百。並配五行，皆相貫領。既非占候之用，不復具釋。

附録

尚書·洪範

〔商周〕箕子 撰

武王勝殷，殺受，立武庚，以箕子歸，作洪範。

惟十有三祀，王訪于箕子。王乃言曰：『嗚呼！箕子。惟天陰騭下民，相協厥居，我不知其彝倫攸敘。』箕子乃言曰：『我聞在昔，鯀陻洪水，汩陳其五行。帝乃震怒，不畀洪範九疇，彝倫攸斁。鯀則殛死，禹乃嗣興，天乃錫禹洪範九疇，彝倫攸敘。』

初一曰五行，次二曰敬用五事，次三曰農用八政，次四曰協用五紀，次五曰建用皇極，次六曰乂用三德，次七曰明用稽疑，次八曰念用庶徵，次九曰向用五福，威用六極。

一、五行：一曰水，二曰火，三曰木，四曰金，五曰土。水曰潤下，火曰炎上，木曰曲直，金曰從革，土爰稼穡。潤下作鹹，炎上作苦，曲直作酸，從革作辛，稼穡作甘。

二、五事：一曰貌，二曰言，三曰視，四曰聽，五曰思。貌曰恭，言曰從，視曰明，聽曰聰，思曰睿。恭作肅，從作乂，明作哲，聰作謀，睿作聖。

三、八政：一曰食，二曰貨，三曰祀，四曰司空，五曰司徒，六曰司寇，七曰賓，八曰師。

四、五紀：一曰歲，二曰月，三曰日，四曰星辰，五曰歷數。

五、皇極：皇建其有極，斂時五福，用敷錫厥庶民。惟時厥庶民于汝極，錫汝保極。凡厥庶民，無有淫朋；人無有比德，惟皇作極。凡厥庶民，有猷有爲有守，汝則念之。不協于極，不罹于咎；皇則受之。而康而色，曰『予攸好德』，汝則錫之福。時人斯其惟皇之極。無虐煢獨；而畏高明。人之有能有爲，使羞其行，而邦其昌。凡厥正人，既富方穀；汝弗能使有好于而家，時人斯其辜。于其無好德，汝雖錫之福，其作汝用咎。無偏無陂，遵王之義；無有作好，遵王之道；無有作惡，遵王之路。無偏無黨，王道蕩蕩；無黨無偏，王道平平；無反無側，王道正直。會其有極，歸其有極。曰皇極之敷言，是彝是訓，于帝其訓。凡厥庶民，極之敷言，是訓是行，以近天子之光。曰天子作民父母，以爲天下王。

六、三德：一曰正直，二曰剛克，三曰柔克。平康正直，強弗友剛克，燮友柔克；沈潛剛克，高明柔克。惟辟作福，惟辟作威，惟辟玉食，臣無有作福作威玉食；臣之有作福作威玉食，其害于而家，凶于而國。人用側頗僻，民用僭忒。

七、稽疑：擇建立卜筮人，乃命卜筮，曰雨，曰霽，曰蒙，曰驛，曰克，曰貞，曰悔。凡七，卜五，占用二，衍忒。立時人作卜筮，三人占，則從二人之言。汝則有大疑，謀及乃心，謀及卿士，謀及庶人，謀及卜筮。汝則從、龜從、筮從、卿士從、庶民從，是之謂大同；身其康強，子孫其逢：吉。汝則從、龜從、筮從、卿士逆、庶民逆：吉。卿士從、龜從、筮從、汝則逆、庶民逆：吉。庶民從、龜從、筮從、汝則逆、卿士逆：吉。汝則從、龜從、筮逆、卿士逆、庶民逆：作內，吉；作外，兇。龜筮共違于人：用靜，吉；用作，兇。

八、庶徵：曰雨，曰暘，曰燠，曰寒，曰風，曰時。五者來備，各以其敘，庶草蕃廡。一極備兇，一極無兇。曰休徵：曰肅，時雨若；曰乂，時暘若；曰晢，時燠若；曰謀，時寒若；曰聖，時風若。曰咎徵：曰狂，恒雨若；

曰僭，恒陽若；曰豫，恒燠若；曰急，恒寒若；曰蒙，恒風若。曰王省惟歲，卿士惟月，師尹惟日。歲月日時無易，百穀用成，乂用明，俊民用章，家用平康。日月歲時既易，百穀用不成，乂用昏不明，俊民用微，家用不寧。庶民惟星，星有好風，星有好雨。日月之行，則有冬有夏；月之從星，則以風雨。

九、五福：一曰壽，二曰富，三曰康寧，四曰攸好德，五曰考終命。六極：一曰兇短折，二曰疾，三曰憂，四曰貧，五曰惡，六曰弱。

《醫道傳承叢書》跋

（鄧老談中醫）

現在要發揚中醫經典，就要加入到弘揚國學的大洪流中去，就是要順應時代的需要。中華民族的精神，廣泛存在于十三億人民心中，抓住這個去發揚它，必然會得到大家的響應。中醫經典要宣揚，必須有中醫臨床作爲後盾。中醫經典都是古代的語言，兩千多年前的，現在很多人沒有好好地學習《醫古文》，《醫古文》學習不好，就沒法理解中醫的經典。但更重要的是中醫臨床！沒有臨床療效，我們講得再好現在人也聽不進去，更不能讓人接受。

過去的一百年裏，民族虛無主義的影響很大，過去螺絲釘都叫洋釘，國內做不了。可現在我們中國可以載人航天，而且中醫已經應用到了航天事業上，例如北京中醫藥大學王綿之老就立了大功，爲宇航員調理身體，使他們大大減少太空反應，這就是對中醫最好的宣揚。

中醫是個寶，她兩千多年前的理論比二十一世紀還超前很多，可以說是『後現代』。比如我們的治未病理論，西醫就沒有啊，那所謂的預防醫學就只是預防針（疫苗）而已，只去考慮那些微生物，去殺病毒，不是以人爲本，是拆補零件的機械的生物醫學。我們是仁心仁術啊！是開發人的『生生之機』的辯證的人的醫學！這個理論就高得多。那醫院裏的ICU病房，全封閉的，空調還開得很猛，病人就遭殃了！只知道防病毒、細菌，燒傷的病人就讓你盡量地密封，結果越密封越糟糕，而中醫主張運用的外敷藥幾千年來療效非常好！但自近現代西醫占主導地位後就不被認可。相比而言，中醫很先進，治病因時、因地、因人制宜，這是中醫的優勢，這些是機械唯物論所不能理解的。

治未病是戰略，（對一般人而言）養生重于治病。（對醫生而言）有養生沒有治病也不行。我們治療就是把防線前移，而且前移很多。比西醫而言，免疫學最早是中醫發明的，人痘接種是免疫學的開端。醫學上很多領域都是我們中醫學領先世界而開端的呢！但是，西醫認死了，免疫學就是打預防針！血清治療也有過敏的，並非萬無一失。現在這個流感他們西醫就沒辦法免疫，病毒變異太多太快，沒法免疫！無論病毒怎麽變異，兩千多年來我們中醫都是辨證論治，效果很好。西醫沒辦法就只好抗病毒，所以是對抗醫學，人體當做戰場，病毒消滅了，人本身的正氣也被打得稀巴爛了。所以，中醫學還有很多思想需要發揚光大。這兩年『治未病』的思想被大家知道了，多次在世界大會上宣講。中醫落後嗎？要我說中醫很先進，是走得太快了，遠遠超出了現代人的理解範圍，大家只是看到模糊的背影，因爲是從後面看，現代人追不上中醫的境界，只能是遠遠地看，甚至根本就看不見，所以也沒法理解。現在，有人要把中醫理論西醫化，臨床簡單化，認爲是『中醫現代化』。背離中醫固有的理論，放棄幾千年來老祖宗代代相傳的有效經驗，就取得不了中醫應有的臨床療效，怎麽能説是發展中醫？

中醫的優勢就存在于《神農本草》、《黄帝内經》、《八十一難》、《傷寒卒病論》等中醫經典裏。讀經典就是把古代醫家理論的精華先拿到，學中醫首先要繼承好。例如：《黄帝内經》給我們講陰陽五行、臟腑經絡、人與天地相參等理論，《傷寒論》教我們怎麽辨證、分析病機和處方用藥，溫病學是中醫臨床適應需要、沿着《内經》《傷寒》進一步的發展。中醫臨床的發展促進了理論的不斷豐富，後世中醫要在這個基礎上發展。所以，我有幾句話：四大經典是根，各家學說是本，臨床實踐是生命線，仁心仁術是醫之靈魂。

中醫文獻很重要，幾千年來的中醫經典也不限于四大經典，只是有些今天看不到了。從臨床的角度，後世的各家學說都是中醫經典的自然延續。傷寒派、溫病派……傷寒派一直在發展，不是停留在張仲景時代。歷史上，傷寒派中有『錯簡』的說法，其實是要把自己對醫學的理解塞進去，這也是一種發展。因爲臨床上出現的新問題越來越多，前代注家的理論不能指導臨床，所以要尋找新的理論突破。

中醫發展的關鍵要在臨床實踐中去發展。因爲臨床是醫學的生命線！我們當年曾經遇到急性胰腺炎的患者用大承氣湯就治好了，胃穿孔的病人只用一味白芨粉就拿下。嬰兒破傷風，面如豬肝，孩子母親放下就走了，認爲死定了；我們用燈心草點火，一燋人中，孩子『哇』地哭出來了；孩子一哭，媽媽就回來了，孩子臉色也變過來了；再開中藥，以蟬蛻爲主，加上僵蠶等，就治好了。十三燋火，《幼科鐵鏡》就有，二版教材編在書裏，三版的刪掉了。十三燋火，是用燈心草點火燋穴位，百會、印堂、人中、承漿……，民國初年廣東名醫著作簡化爲七個穴位。

還有，解放後五十年代，石家莊爆發的乙腦就是用白虎湯清陽明內熱拿下的。北京發病時，當時考慮濕重，不能簡單重複，蒲輔周加用了化濕藥，治愈率百分之九十以上。過了一年廣東流行，又不一樣了。我參加了兒童醫院會診工作，我的老師劉赤選帶西學中班學員去傳染病醫院會診。當時，廣東地區發的乙腦主要問題是伏濕，廣東那年先多雨潮濕、後來酷熱，患者病機濕遏熱伏。中醫治療關鍵在利濕透表，分消濕熱，濕去熱清，正氣自復。

所以只要舌苔轉厚患者就死不了！這是伏濕由裏達表、胃氣來復之兆。廣東治療利濕透熱，治愈率又在百分之九十以上。我們中醫有很多好東西，現在重視還不夠。

我提倡要大溫課、拜名師。爲什麼要跟名師？名師臨床多年了，幾十年積累的豐富學術與經驗，半年就教給你了，爲什麼不跟？現在要多拜名師，老師們臨床多年了，經驗積累豐富，跟師學習起來就很快。讓中醫大夫們得到傳承，開始讀《内經》，可以先學針灸，學了針灸就可以立即去跟師臨床，老師點撥一下，自已親手取得療效之後就可以樹立强烈的信心，立志學習中醫。中醫思想建立起來、中醫理論鞏固了、中醫基本功紮實了，臨床才會有不斷提高的療效！之後有興趣可以學習些人體解剖等西醫的内容，中西彙通，必要時中西互補。但千萬别搞所謂的『中西結合』，中醫没水平，西醫半吊子，那就錯了。在人類文明幾千年發展過程中，中醫、西醫是互爲獨立的兩個體系，都在爲人類健康長壽服務。我不反對西醫，但中醫更人性化，『以人爲本』。現在也有好多西醫來學習中醫，把中醫運用到臨床，取得了很好的療效。我們年輕中醫值得深思啊！

大溫課就是要讀經典、背經典、反復體會經典，聯繫實踐，活學活用。我們這一代是通過學校教育、拜師、家傳、自學學成的中醫。新一代院校培養出來的年輕人要學好中醫，我很早就提出過：拜名師，讀經典，多臨證。臨證是核心，經典是不會說話的老師，拜師是捷徑。在沒有遇到合適的老師可拜時，經典是最好的老師！即使遇到合適的老師，經典也不可不讀，《論語》上說『溫故而知新』嘛！

在廣東我們已經很好地開展大溫課、拜名師活動。當年能夠戰勝非典，就是因爲通過我提倡的這種方式的學習，教育、培養出來了一批過硬的中醫大夫。現在，應該讓全中國、全世界了解中醫學的仁心仁術，使中醫學更好地爲人類健康長壽服務。希望年輕的中醫們沿著這個行之有效的方法加倍努力啊！

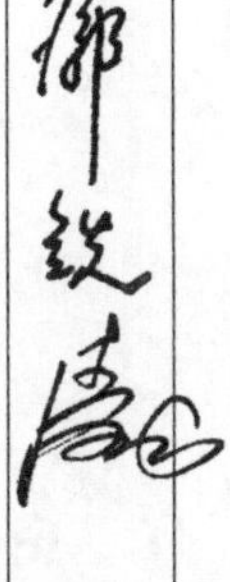

邱浩、王心遠、張勇根據鄧鐵濤老中醫二〇〇八年八月十日講話整理，經鄧老本人審閱。

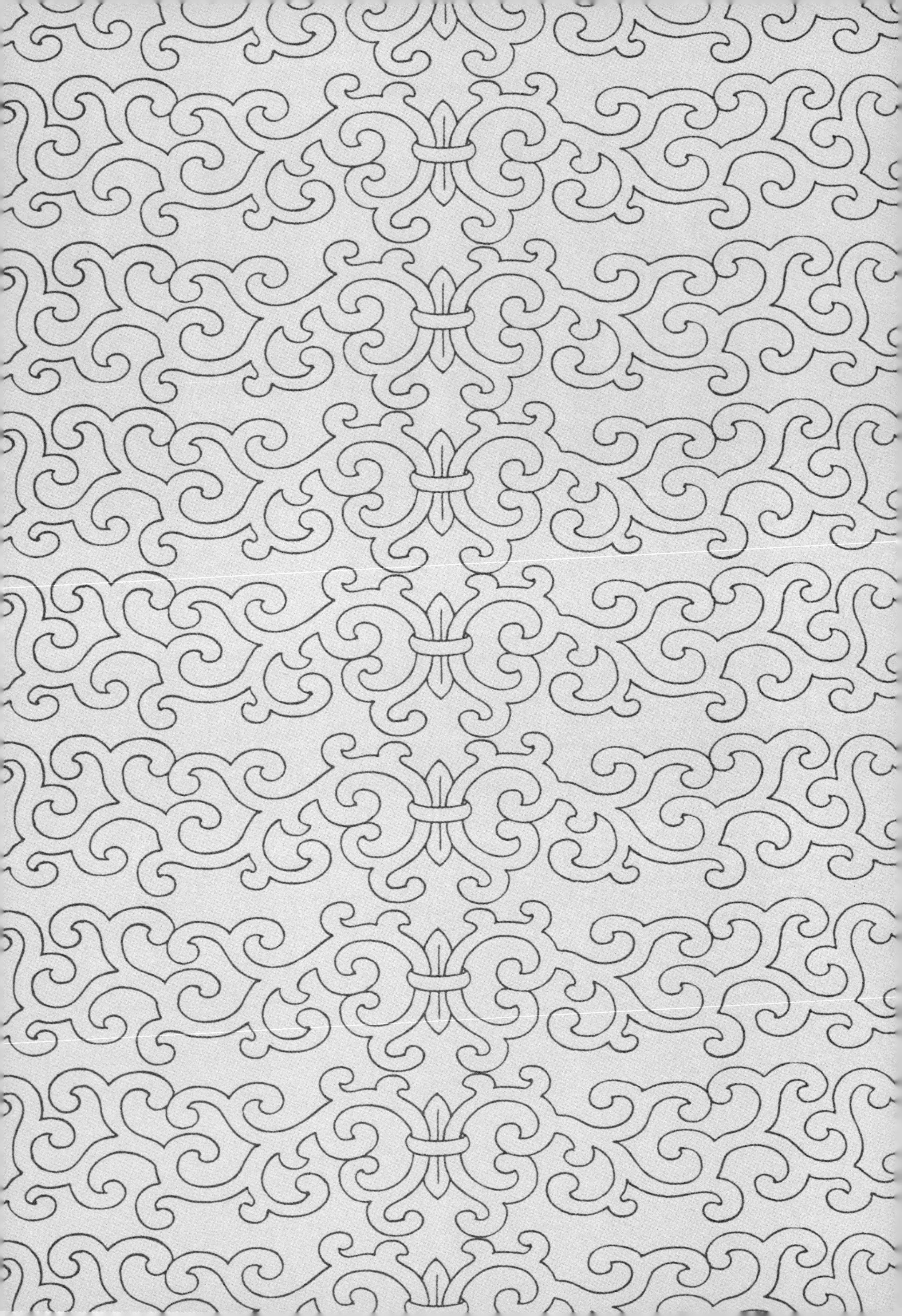